全国医药类高职高专护理专业“十二五”规划教材
供护理、涉外护理、助产等专业用

护理人际沟通

第2版

主　编　罗　芳　王　琳
副主编　董莲诗　肖　丹　罗正琴
编　者　（以姓氏笔画为序）
王　琳（重庆医药高等专科学校）
刘鸿慧（辽宁卫生职业技术学院）
肖　丹（长沙卫生职业学院）
张绍翼（重庆医药高等专科学校）
罗　芳（湖北医药学院附属太和医院）
罗正琴（南方医科大学附属小榄医院）
董莲诗（盘锦职业技术学院）
滕敬华（湖北医药学院附属太和医院）

第四军医大学出版社·西安

图书在版编目（CIP）数据

护理人际沟通/罗芳，王琳主编．—2版．—西安：第四军医大学出版社，2012.6（2013.5重印）

ISBN 978-7-5662-0178-2

Ⅰ．①护…　Ⅱ．①罗…②王…　Ⅲ．①护理学-人际关系学-高等职业教育-教材　Ⅳ．①R471-05

中国版本图书馆CIP数据核字（2012）第123510号

hulirenjigoutong

护理人际沟通

出版人：富　明　　责任编辑：土丽艳

出版发行：第四军医大学出版社

地址：西安市长乐西路17号　邮编：710032

电话：029-84776765　传真：029-84776764

网址：http：//press.fmmu.sn.cn

制版：绝色设计

印刷：陕西兰力印务有限责任公司

版次：2012年6月第2版　2013年5月第9次印刷

开本：787×1092　1/16　印张：8.25　字数：180千字

书号：ISBN 978-7-5662-0178-2/R·1023

定价：20.00元

出版说明

为全面贯彻教育部颁布的《国家中长期教育改革和发展规划纲要》等文件精神，适应我国高职高专护理专业教材建设及教学改革的需要，第四军医大学出版社于2011年6月全面启动全国医药类高职高专护理专业"十二五"规划教材第二轮编写工作。

本轮教材编写着力构建具有护理专业特色和专科层次特点的课程体系，以职业技能的培养为根本，与护士执业资格考试新大纲紧密结合，力求满足学科、教学和社会三方面的需求。全套教材包括基础课程、专业课程两大板块。其中，基础课程以应用为目的，以必需、够用为度，构建传授知识、培养能力、提高素质三位一体的基础理论教学体系。专业课围绕技术应用型人才的培养目标，强调突出护理、注重整体、体现社区、加强人文的原则，构建以护理技术应用能力为主线的、相对独立的实践教学体系。充分体现理论与实践的结合，知识传授与能力、素质培养的结合。注重全套教材的整体优化，处理好不同教材内容的联系与衔接，避免遗漏和不必要的重复。

为更好地体现上述编写思想，本套教材对编写内容进行模块化设计，每个模块基于利"教"、利"学"、利"考"的理念，进行创新及优化：新增"考点链接"模块，以提高学生解决难点问题的综合能力；每章后附有适量综合测试题，全书末附有1～2套模拟测试卷，题型设计尽量贴近护士执业资格考试新大纲内容，使学生能更准确地把握护士执业考试新大纲的变化。

全套教材包括护理专业基础及临床27门科目，主要供三年制高职高专护理、涉外护理、助产专业及其他医学相关专业参考使用。

全国医药类高职高专护理专业
“十二五”规划教材（第2版）编审委员会

前　言

随着医学模式的发展与进步，现代的医疗服务强调以人的健康为中心，关注人的价值和需求，由此我国现行的护理工作模式也发生了很大的改变，卫生部推行新型的以恢复人的健康为目标的责任制整体护理工作模式，即对患者进行生活护理、康复治疗、健康教育等全面护理。这就要求护理人员不仅具备与护理工作紧密相关的医学基础知识、护理专业知识和技能，更应具备一定的人际沟通与协调能力。护理作为一门与人的生命和健康密切相关的专业，与患者的交流沟通是护理工作中的基本行为，贯穿于临床护理的全过程。为了适应当前护理工作的要求，在护理专业学生中开展人际沟通知识的教育势在必行。

在第四军医大学出版社的精心组织下，我们为满足学生成长需要和临床护理工作的要求编写了这本《护理人际沟通》。本教材以贴近职业、贴近岗位为特色，以培养高素质技能型人才为目标，同时紧密结合护士执业资格考试大纲的要求，在知识体系的编排上分为上下两篇共九章内容，上篇沟通基础篇包括绪论、人际沟通的相关理论、有声语言沟通、书面语言沟通、非语言沟通等五章，主要讲述沟通的基础理论和基本原则。下篇护理沟通篇包括护理工作中的关系沟通、护理工作中与特殊人群的沟通、不同就诊区域的护理沟通、不同护理情景中的沟通等四章，侧重护理实践中的具体应用，特别是沟通理论和原则在不同护理情境、不同工作区域以及不同护理对象中的灵活应用。每章内容均配有明确的教学目标、课堂互动、考点链接、模拟试题等辅助内容。

本教材主要供本、专科护理专业学生使用，也可作为医疗卫生单位护理人员继续教育和岗位培训的参考用书。希望通过本课程的学习，有效提高护生在今后临床工作中的沟通水平。

由于编者的水平有限和时间仓促，疏漏和不足之处在所难免，敬请广大读者指正。

罗　芳

目　录

上篇　沟通基础篇

下篇　护理沟通篇

上篇　沟通基础篇

第一章　绪　论

【学习目标】

掌握：人际沟通的概念、类型，人际沟通在护理工作中的作用，护理人际沟通的原则。

熟悉：人际沟通的功能、特征，护士人际沟通能力评价标准，培养和提高护士人际沟通能力的途径。

了解：护理专业的工作范畴，护理人际沟通的发展趋势。

第一节　人际沟通概述

沟通是指信息的交流。沟通的含义十分广泛，它可以是人与人之间的信息交流，也包括人与机器之间的人机对话；通讯工具之间的信息交流，如电报、传真等。本教材主要阐述人际沟通的内容，即人与人之间的信息交流。美国哈佛大学曾经做过一项调查：在500名被解雇的员工中，因人际沟通不良而导致工作不称职者占82%，由此可以看出，人际沟通能力是个人事业成功的重要影响因素。

一、人际沟通的概念

人际沟通是指人与人之间运用语言或非语言符号系统进行信息交流的过程，即人与人之间传递信息、沟通思想和交流情感的过程。

人际沟通总是为了达到某种目的，满足某种需要而展开的，良好的人际沟通能促进人们的相互了解，协调人们的社会生活。没有人与人之间的信息交流，人们之间的相互作用和影响也就无从谈起。人际沟通是一复杂的过程，并非只透过语言才能存在，即使一言不发，信息也可透过服装、仪表或是眼神、表情、动作等体态语言传递出去，被另一方接收到。人际沟通不仅传递信息内容，也包括判断信息的意义。

二、人际沟通的功能

（一）满足个体的身心需要

心理学家认为，人际沟通是人类特有的需求。如果人的这种需求得不到满足，就会影响个人的身心健康。因此，人际沟通对于个人来说，也是个体生活中不能缺少的行为。保持人与人之间思想情感的充分交流，保持实现沟通行为所必需的条件，是保证个人心理健康成长所必需的。个体在社会交往的沟通中，还可通过他人对自己的态度和评价来认识自己，形成自我认知。

（二）建立和协调人际关系

在社会生活中，人们通过沟通增进彼此之间的了解，从而建立人际关系。人们通过沟通来了解他人，并凭借沟通的历程，使人际关系得以发展、维系或改变。人们通过沟通的纽带连接为社会群体，形成不同的社会关系，维系着复杂的社会关系网络。社会绝大多数信息的传播和反馈，都与沟通有关。有效沟通，是社会正常运转的重要保障。

（三）自我认知功能

自我认知包括对自己的评价，对自己的身份和角色的认识。通过人际沟通，了解他人对自己的态度及评价来认识自己，形成自我形象及概念。人的自我认知是在人际沟通中逐步形成和发展起来的。人的成长过程中通过沟通学会了语言，没有沟通，就不能掌握语言，更没有自我概念，狼孩的故事就是一个典型的例证，狼孩虽然在生物结构上是人，但由于没有与人沟通的经验，因而没有语言，更谈不上自我概念。

（四）科学决策功能

生活和工作中人们随时随地都在进行各种决策，决策一方面依靠自己的经验、知识做出判断，另一方面通过与他人讨论、商议进行集体决策。而决策正确与否往往取决于相关信息的掌握程度。因此，人际沟通可以广泛地收集信息，使决策者掌握的信息更加全面、真实，还可以通过与他人的沟通获得启发与帮助，从而作出正确的决策。

三、人际沟通的类型

按照沟通凭借的媒介划分，人际沟通主要分为两种类型，即语言沟通和非语言沟通。

（一）语言沟通

语言沟通是以语言文字为媒介的一种准确、有效、广泛的沟通形式。根据语言的表达形式，语言沟通一般可分为口头语言沟通和书面语言沟通。

1. *口头语言沟通*　是以口头语言的形式表达，包括交谈、汇报、讨论、电话、演讲等具体形式，是人们最常用的交流方式，是传递快速、反馈及时、灵活性较大的一种沟通形式。在护士采集病史、了解病情、对患者进行心理护理和健康教育等护理过程中，都需要进行口头交流。

2. *书面语言沟通*　以书面文字形式表达，包括报告、信件、文件、书本、报纸等，书面沟通形式不受时空限制，便于查对和保留。在临床护理工作中，填写各种表格、护理记录和护理病历等过程，属于书面语言沟通。

（二）非语言沟通

非语言沟通是借助非语言媒介，包括表情、目光的接触、肢体动作、服饰、空间距离等形式实现的沟通。有研究表明，在人际沟通中，非语言沟通比语言沟通的应用占有更大的比重。美国心理学家莫拉彬曾经提出一个公式：整体喜欢的程度 = 55% 面部表情 + 38% 音调 + 7% 语言内涵。在临床工作中，护士帮助患者盖好被子，拥抱啼哭的婴儿，为患者进行按摩，用手触摸发热患者的额头等都是非语言沟通形式。

四、人际沟通的特征

把人的观念、思想和情感等看做是信息，用信息论的术语来解释人际沟通的整个过程，是人文社科领域又迈出的具有里程碑意义的一步。但是，我们又不能完全等同地看待这两个过程，人际沟通不同于人与机器之间以及通讯工具之间的信息交流。人际沟通具有以下特点：

（一）沟通过程的互动性

沟通过程是双向的互动过程。在一个完整的沟通过程中，沟通参与的双方几乎同时充当信息发出者与接收者的角色。或许你已经告知对方你所要表达的信息，但并不意味着对方已经与你沟通了。沟通的目的不在于行为本身，而在于结果。如果一个人说话只是为了表达信息，而不顾及他人的感受和反馈，那么也就没有达到沟通的目的。

（二）沟通效果的情境性

任何人际沟通都是在一定的情境下进行的，现实中有许多因素影响着我们日常的沟通行为，如自然条件、时间、空间，沟通者的情绪、性格、文化程度、宗教、信仰等，这些因素不同程度地影响沟通的效果。相同的沟通内容在不同的情景下，也会出现不同的效果。

（三）沟通发生的客观性

在感觉可及的范围内，人际间的沟通都会通过语言和非语言表现而发生。即使你没有开口说话，别人也可从你的表情、神态、动作中了解到相关信息。如患者从一个护理人员的站、坐、行姿以及护理技术操作中，就可以对这位护理人员的工作能力、责任心及整体素质等做出基本判断。只要人与人之间在人的感觉可及的范围内就一定会产生相互作用发生沟通。

（四）沟通手段的多样性

沟通不仅体现在语言上，也会通过非语言体现表达。除面对面的沟通外，人们之间的信息传递和相互作用还可以有多种。你可以在电话中与人交谈。你可以通过电子邮件等多种通讯工具与他人交流。

第二节 护理工作与人际沟通

戴尔·卡耐基说过：“与人相处的学问，在人类所有的学问中应该是排在前面的，沟通能够带来其他知识不能带来的力量，它是成就一个人的顺风船。”作为一门与人的生命和健康密切相关的专业，护理专业的实践范畴十分广泛，涵盖了人类健康与疾病的各个领域。与患者的交流沟通是护理工作中的基本行为，贯穿于临床护理的全过程，有效的人际沟通，是完成护理任务、实现护理目标的基础。

一、护理专业的工作范畴

根据护理功能来划分，护理专业的工作范畴主要有以下三方面的内容：

（一）独立性护理内容

指护理人员应用自己的专业知识及技能来决定的护理措施。如对服务对象病情的观察，采取增进舒适的护理措施，康复指导等。

（二）合作性护理内容

指护理人员必须与医疗小组的其他人员密切配合及协作才能完成的护理功能。如与营养师配合对服务对象进行饮食方面的指导，与理疗师配合指导服务对象的康复训练，与医生配合对服务对象的诊断及治疗等。

（三）依赖性护理内容

指护理人员需要按照医生的处方及其他医嘱对服务对象所实施的护理。如遵医嘱对服务对象应用各种药物，使用呼吸机等。

从以上护理专业的工作范畴可以看出，在护理工作中，护士需要与服务对象及其他有关人员进行有效沟通，以建立各种工作关系，获得服务对象全面而准确的健康信息，解决服务对象的健康问题，满足服务对象生理、社会心理、精神文化等多方面的需要，使服务对象获得最佳的健康状态。

二、人际沟通在护理工作中的作用

人际沟通在护理工作中具有至关重要的作用。无论是护患关系的建立，还是医护关系、护际关系的发展，均依赖于有效的人际沟通。人际沟通在护理工作中的主要作用包括连接作用、精神作用和调节作用。

（一）连接作用

沟通是人与人之间情感连接的主要桥梁，在建立和维持人际关系中具有重要作用。在护理工作中沟通同样是护士与医务工作者、患者之间情感连接的主要纽带。在临床护理实践中，护患关系与护患沟通的频率常常成正比，即交往机会越多，关系越融洽。护患沟通主要包括信息交往、情感交往和行为交往三个方面，而护患双方缺乏信息和情感的交流是影响护患关系的主要因素。所以，护患之间交往的时间、内容、频率等都是护患沟通是否有效的重要因素。此外，在运用护理程序进行整体护理时，无论是收集患者资料、确定护理诊断、制订护理计划、落实护理措施、进行护理评价等，都需要有良好的沟通技巧，才能取得患者的配合。同时，良好的沟通技巧也是护士与其他医务工作者顺利开展工作的基础。

（二）精神作用

沟通可以加深积极的情感体验，减弱消极的情感体验。通过沟通，患者之间可以相互诉说各自的喜怒哀乐，从而增进彼此之间的情感交流，增进亲密感，通过沟通，患者可以向医护人员倾诉，以保持心理平衡，促进身心健康。有研究表明，许多疾病，包括引发人类死亡的许多疾病，如心、脑血管疾病，癌症等，都与长期沟通不畅引起的情绪不良有关。

（三）调节作用

通过提供信息，沟通可增进人们之间的理解，调控人们的行为。护理人员通过与服务对象有效沟通，可帮助护理对象掌握相关的健康知识，正确对待健康问题，建立健康的生活方式和遵医行为。

人际沟通还可以调节情绪、增进团结，有利于协调人们之间的行为。人际关系建立后，如果缺乏必要的沟通，就会产生隔阂、发生误会，甚至会使已经建立起来的关系中断或恶化。相反，适当的沟通可以协调和改善人际关系，并使之朝着健康的方向发展。如医院要保持良好的医疗护理环境，就必须制订一定的规章制度和行为标准，这些制度和标准的实施需要通过人际沟通的过程来实现，即护士通过沟通将信息传递给每个护理对象，促使其行为符合医院的制度和标准；护士通过沟通传播健康的社会知识，促使人们的社会行为规范化，形成良好的社会心理氛围。

三、护理人际沟通的原则

尽管人际沟通比较复杂，容易出现一些问题，在护理实践中，护理人员只有认真遵循沟通的原则，并根据具体的患者和具体的沟通情景合理选择相应的沟通技巧，促进护患沟通向预期的方向发展，从而建立良好的护患关系，促进患者的身心健康。

（一）真诚原则

心理学家洛加斯（Rogers，1980）认为，真诚就是表里如一，即心里所想的与实际所做的以及自己所表达出来的全部一致，他从经验中发现，最有效的人际沟通乃是基于真诚。俗话说：精诚所至，金石为开。与人交往，最重要的就是真诚。以真诚的态度表达出愿意帮助患者，不一定要凭借很多语言，也可以以非语言的方式传达给对方。

（二）尊重原则

人文关怀是护理的核心和任务，人文护理的本质就是对患者的尊重和关爱，对患者人格和生命的尊重是人际沟通的基本前提，不管他以何种方式表达他的想法与感觉都值得重视。人都有其尊严，特别是在患病的情况下，比健康人承受着更大的心理压力，他们更渴望得到尊重与关爱，护理人员在照顾患者时，无论其贫富贵贱、亲疏远近，都应以礼貌、尊重的态度对待他人。

（三）目的性原则

护士与患者沟通之前，首先要明确与患者沟通的目的，既是收集信息，还是证实信息，是分享信息、思想和感情，还是与患者建立信任关系。只有明确了这一点，才能保证在整个沟通过程中紧密围绕主题进行沟通，从而达到预期的效果。

四、护理人际沟通的发展趋势

伴随着信息技术在医学科学中的应用，以及我国的医疗卫生体制和护理模式的改革，护理人际沟通的内容和形式也在不断地改进和丰富，一些发展趋势也日益显现。

（一）沟通范围扩大化趋势

人们生活水平提高的同时，人的健康观念也在发生转变，自我保健意识越来越强。在整个医疗系统中，形成了以患者为中心的人际网络，如医师、护师、营养师、药剂师、心理医师、检验师等，护理人际沟通的对象和范围更加广泛。一方面护士面对的不仅仅是患者及其家属，一些亚健康和健康人群也希望能与医护人员进行沟通；另一方面护患沟通的内容由疾病咨询扩展为健康咨询或健康促进。同时护理沟通的地点也不仅仅局限在医院，还会延伸到社会和家庭。因此，沟通的对象和范围将更加广泛。

（二）沟通方式多样化趋势

信息技术的发展和应用，使人际沟通已经跨越了时空障碍，沟通的方式和手段越来越多样化。如，电子邮件、QQ、微博、短信、视频，都已经成为护理人员与各类人员沟通的工具。随着个性化教育的发展，未来社会成员的个性化差异会更大，要取得良好的沟通效果，护理人员应根据沟通对象的不同特点和需求灵活地应用各种沟通手段和形式，例如设立护患谈话室，开设讲座，成立健康俱乐部，开通热线咨询，建立QQ群，沟通网站等。

（三）沟通要求规范化趋势

随着我国医药卫生体制改革的深入和优质护理示范工程的推进，护理工作中的人文关怀越来越受到人们的重视，法律、法规逐步成为护理人际沟通的重要调节内容。新的法律、法规越来越强调护理人员的社会人文知识的临床运用能力等。对护理人际沟通的要求已经融入各种操作规程和护理程序当中，使之更加规范化。这就要求护理工作者应该增强法律意识，学习相关法律、法规，增强沟通能力，自觉维护患者权益和自身权益。

（四）沟通背景多元化趋势

经济发展趋于全球化，国际间的交流日益频繁，这些形势都将使护士有越来越多的机会面对不同文化背景的服务对象。不同文化背景下的人，在健康观念、饮食习惯、生活方式、求医方法等方面都可能存在较大的差异。和不同文化背景下的患者进行良好的沟通，护理工作者需要保持对文化差异的敏感性，自觉了解各种不同文化的特点，提高沟通能力和交流范围，紧跟社会进步和发展的步伐。

第三节　培养人际沟通能力的必要性和途径

马克思说过：“人是一切社会关系的总和”，“一个人的发展取决于和他直接或间接进行交往的其他一切人的发展”。随着社会的不断发展，人们对生活质量和健康需求提出了更高的要求。患者需要与护士沟通，希望从护士那里了解更多与疾病相关的治疗与预防知识，健康教育也是护理人员的职责之一，护士通过人际沟通完成工作任务，作为护理人员培养和提高人际沟通能力是十分必要的。

一、培养人际沟通能力的必要性

（一）社会活动的需要

人类生存离不开人与人之间的交往，没有人际交往，就不会形成和发展人的各种社会关系，就不会产生人类与自然的关系，就不会有生产。通过沟通，可以增进人们彼此间的了解，从而建立人际关系。人们在社会生活中，需要有一定的秩序，有一系列供社会成员所共同遵守的团体规范和社会行为准则。这些规范及准则作用的发挥，必须通过人际沟通，将信息传达给社会中的每个成员，使人们的社会行为保持一致，使社会处于和谐稳定有序的状态中。此外，当社会成员出现矛盾时，也需要通过人际沟通，消除相互间的误会，理解他人的处境和感受，认识自己的缺陷或说服他人接受自己的思想、观点或意见，从而协调人际关系。与人交往就需要培养沟通能力，良好的沟通能力能够促进更广泛的社会交往。护士的沟通能力是建立良好护患关系的重要条件。

（二）护士职业的需要

在医疗护理工作中，整体护理活动的实践证明，护士需要用约70%的时间与他人沟通，包括与患者沟通，与医生沟通，与护士群体沟通，与其他健康服务者沟通。医学模式的转变，不仅要求护士具有扎实的基础理论和熟练的专业技能，更需要有与他人沟通的能力。通过人与人之间的沟通，可以进行信息的交流。一方面可以从患者那里获得疾病的有关信息，另一方面也可以将健康教育的信息传递给患者。从而促进护患之间的信息交流，增加患者的安全感。

（三）个人发展的需要

沟通能力是一个人生存与发展必备的能力，是决定一个人成功的必要条件。越来越多的人已经认识到人际沟通在个人发展中的重要作用。西方人才学理论认为，个人事业成败受自身和社会两大因素的制约。个人发展要在良好的人际氛围中创造机会，实现个人奋斗目标。通过有效的人际沟通建立良好的人际关系，有助于增强个人的实力。现代社会的高度分工和多维合作，迫切需要人们学会沟通并具有协调和合作的能力，在与他人交往的过程中，可以获得对自己有意义的知识和信息，从而改变自己的知识结构。当今社会缺乏良好的沟通技巧，就不可能与他人建立良好的人际关系；没有良好的人际关系，就无法在激烈的竞争中立于不败之地。

二、护士人际沟通能力的评价标准和提高途径

从职业教育的角度可将能力分为一般能力、职业能力和岗位专项能力，护理人际沟通能力属岗位专项能力，需要以护理职业情感、专业知识及技术为基础。护理人员必须具备良好的人际沟通能力，这也是职业素质的要求。

（一）护士人际沟通能力评价标准

美国高等护理教育学会（American association of colleges of nursing）于 1998 年 1 月修订完成了“护理专业高等教育标准”，目的是定义护理本科生毕业时应具备的基本知识、价值观和专业行为，其中将沟通能力定义为护理专业教育中的核心能力之一。护士人际沟通能力的培养必须达到以下标准：

1. 在各种场合用各种媒介有效表达自己；
2. 在评估、实施、评价健康教育中表现出沟通的技能；
3. 帮助患者获得和解释健康知识的意义和效果；
4. 与其他专业人员建立和保持有效的工作关系；
5. 对有特殊需求的患者运用不同的沟通方法，如感觉或心理障碍者；
6. 具有清晰、准确、符合逻辑的书写能力；
7. 在护患关系中运用治疗性沟通；
8. 能运用多种沟通技巧与不同人群恰当、准确、有效地沟通；
9. 能从广泛的资源中获取和运用数据及信息；
10. 为患者提供咨询和相关的、敏感的健康教育信息；
11. 彻底、准确地将护理措施和结果存档；
12. 引导患者澄清喜好和价值观。

由此不难看出，沟通能力培养的核心和焦点是护患沟通能力，亦包括工作关系中与其他专业人员的沟通能力和现代信息资源的运用能力等。

（二）培养和提高护士人际沟通能力的途径

1. 具有高尚的职业道德　护士的职业道德，是护士进行人际交往的行为准则，遵

循这些准则，就能协调彼此间的关系，解决护患交往中出现的各种问题。高尚的职业道德包括对患者具有高度责任心，护理工作是与生命息息相关的工作，护理人员必须具有高度的责任心，否则，无论操作技术多么熟练，说话态度多么热情，都不可能赢得患者的信任。高尚的职业道德还包括爱心和同情心，只有将这些高尚的职业道德融入我们的职业行为中，才能赢得患者的信赖，从而进行有效的沟通。

2. 摄取广博的相关知识　一个人的沟通能力是在正确的理念指导下，在长期的社会实践中发展和形成的。要培养和提高沟通能力，就必须加强人文知识的学习和沟通能力的训练。培养沟通能力必须具有良好的人文素质，这也是全面素质培养的要求。如学习一些美学、礼仪、哲学等相关知识，为培养和提高护患沟通能力奠定人文底蕴。

3. 在实践中锻炼提高　护理教育的目的是培养素质高、能力强的护理人才。而人的能力只能在实践中才能逐步产生、发展和完善。可以通过护理实训中的内容反复练习，在见习、实习中真实感受沟通等方式，使护士既能提高人际沟通能力，又能锻炼解决实际问题和运用专业知识的能力。

4. 遵循沟通原则　提高沟通能力应遵循沟通的基本原则，掌握临床护理工作中的常用沟通技巧，善于倾听患者谈话，注意语言的科学性和艺术性，善于应用非语言行为等，娴熟的沟通技巧，对建立良好的护患关系将起到事半功倍的效果。注意疏导及控制自己的不良情绪。人际交往中要想成为受欢迎者，首先要对他人友好，而对他人友好，又要说得体话。得体的语言就像汽车的润滑剂，能够减少人与人之间的摩擦。不得当的语言，有时尽管是无意的，都可能造成严重的后果。

综合测试

1. 人际沟通的意义不包括下列选项中的哪一项
   A. 沟通信息　B. 有助于心理健康　C. 有利于自我认识的提高
   D. 改变知识结构及态度　E. 证实信息
2. 下面哪一项不是护理人际沟通的特征
   A. 沟通过程的互动性　B. 沟通效果的情境性　C. 信息流向的单一性
   D. 沟通手段的多样性　E. 沟通发生的客观性
3. 下列哪一项不是护理人际沟通的功能范畴
   A. 满足个体身心需要　B. 建立和协调人际关系　C. 自我认知功能
   D. 有助于正确决策　E. 获得经济利益
4. 在下列选项中人际沟通在护理工作中具有哪一项作用
   A. 连接作用　B. 激励作用　C. 约束作用
   D. 奖励作用　E. 惩罚作用
5. 下列哪一项不是提高护理人际沟通能力的有效途径
   A. 具有高尚的职业道德　B. 提高护理技术操作水平　C. 摄取广博的相关知识
   D. 在实践中锻炼提高　E. 遵循沟通原则

（罗　芳）

第二章 人际沟通的相关理论

【学习目标】

掌握：沟通的概念，人际沟通的概念、基本要素、类型和层次，并能将其运用到沟通实践中去。

熟悉：人际沟通的影响因素及其在护理工作中的作用；影响人际关系的特点、心理效应及影响因素。

了解：需要与动机的有关理论；人际关系与人际沟通的辩证关系。

第一节 沟通概述

现代社会中，人们每天都在进行信息沟通，沟通已经成为人们社会生活中一个不可缺少的重要组成部分。沟通无处不在，沟通无时不在。沟通的质量，是决定生活质量的重要方面。研究沟通，首先需要把握其含义、要素、功能、类型和层次等基本理论知识。

一、沟通的含义

沟通是指信息的传递、交流，即信息发送者遵循一系列共同规则，凭借一定的渠道，将信息传递给接收者，并寻求反馈以达到相互理解的过程。沟通具有以下几个层面的含义：①沟通的目的是传递信息：信息包括意见、观点、情况或感情等多种形式；②沟通的基础是对信息的准确理解：有效沟通并不是双方达成一致意见，而是准确地把握信息的含义；③沟通是一个双向互动和反馈的过程：沟通并不是一种单向活动，它需要沟通的双方不断进行信息互动。

二、沟通的基本要素

沟通的基本要素包括信息背景、信息发出者、信息、途径、信息接收者和反馈。沟通过程的基本要素及模式见图2－1。

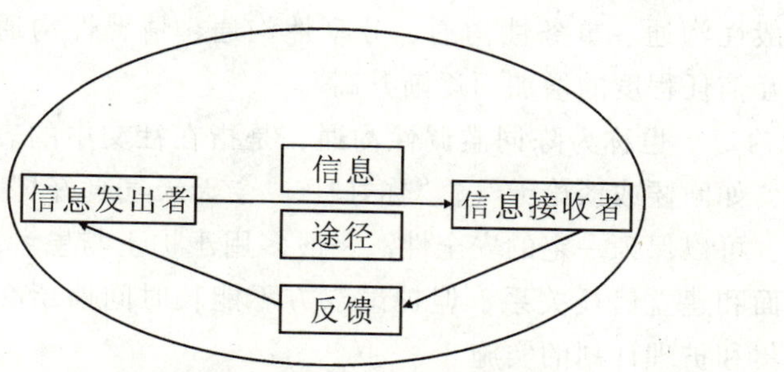

图2－1 沟通过程的基本要素及模式图

1. 信息背景　背景是指沟通发生的情境，包括环境背景、沟通双方的心理背景、社会背景和文化背景等，这些因素影响沟通的各个要素，以及整个沟通过程。环境背景指沟通发生的场所，环境的布置、有无噪音、是否具有隐私性、温度是否适宜等均可影响沟通的效果。比如，在一个支持性小组中，圆形的座位排列方式能让小组成员之间交流更顺利。而沟通双方的情绪、社会经历、知识水平和文化背景等，也是影响沟通的重要因素。

2. 信息发出者　信息发出者是指将信息编码并进行传递的人，也称为信息源。编码指信息发出者将想法和情感转换为语言、声音、图像、表情、动作等具有象征性的符号，并将其组成信息的过程。因此，信息发出者又称为编码者。信息编码的方式受到信息发出者的文化程度、价值观念、生活背景、个性特征等因素的影响。

3. 信息接收者　信息接收者是指获得信息并将信息解码的人。解码即将信息转化为其所能了解的想法和感受，这一过程也受到信息接收者的经验、知识、个人素质以及对信息发出者的期望等因素的影响。由于信息发出者和接收者是两个不同的经验主体，因此解码的信息含义与信息发出者想要表达的含义是有差异的，两者差异的大小，决定了沟通的质量。沟通过程中，信息发出者和信息接收者的角色在不断发生转换。

4. 信息　信息是指在沟通过程中试图传递的内容，包括思想、观点、意见及情感等，有语言和非语言两种形式。要了解沟通的背景、信息发出者的性格特征和年龄等因素，才能领会信息的真实含义。

5. 途径　途径是信息的载体，指信息由一个人传递到另一个人的通道，又称为信道，包括视觉、听觉、触觉传递及接收信息的手段或媒介。常用的途径有对话、动作、表情、电话、信件、互联网、广播、电视等。在沟通中，信息发出者所采用的沟通途径越多，越便于接收者理解其含义。因此，信息发出者应根据需要沟通的信息，在了解接收者的前提下，灵活选择多种途径，使信息接收者清楚地理解信息的内容。

6. 反馈　反馈是指信息接收者把收到并理解的信息返送给信息发出者，使发出者对信息接收者是否正确理解了信息进行核实。如果反馈显示接收者接收并理解了信息的内容，称为正反馈；反之，称为负反馈。沟通中及时反馈可以减少沟通中的误会，让沟通双方知道思想和情感是否已经按他们各自的方式来分享。

三、沟通的层次

根据人际交往中双方在信息沟通中的参与程度和双方信任的程度，沟通可以分为五个层次：一般性沟通、事务性沟通、分享性沟通、情感性沟通和沟通的高峰。沟通的层次随着相互信任程度的增加而逐渐升高。

1. 一般性沟通　也称为陈词滥调性沟通，是指在社交中的表面的、肤浅的、社会应酬性的话题，如问候或谈论天气，“你好！”“今天天气真好！”等。这一层次的沟通没有感情投入，可以保证一定的安全性。一般多用于护士与患者第一次见面时的寒暄，有助于打开局面和建立信任关系，但护患双方不能长时间停留在这个层次，否则影响患者资料的收集和护理计划的实施。

2. 事务性沟通　又称为陈述事实的沟通，属于一种纯工作关系的沟通，只罗列客观事实，没有参与个人意见或牵扯人与人之间的关系。护士与患者在工作关系时常用这一层次的沟通，如护士告诉患者“明晨空腹抽血”，患者向护士诉说“我的伤口仍然疼痛”等。

3. 分享性沟通　即分享个人的想法和判断，是比陈述事实又高一层次的沟通。这一层次的沟通交流将自己的一些想法和判断说出来，并希望与对方分享，表明双方已经有了一定的信任。

4. 情感性沟通　沟通双方相互信任，除了分享对某一问题的看法及判断，而且还会表达及分享彼此的情感、感觉和愿望。这种沟通方式较难实现，只有有了安全感，才会告诉对方自己的信念以及对一些事件的反应，彼此分享感觉。所以，护士应以真诚的态度和正确的移情来帮助患者建立信任感和安全感。

5. 沟通的高峰　是指一种短暂的、完全一致的感觉，或者不用对方说话就知道他的体验和感受。这是护患双方沟通交流所达到的最理想境界，这种高峰只需要短暂的时间即可完成，也可能伴随着分享感觉的沟通就自然而然地产生了。

以上五种沟通交流方式都有可能发生在护患关系的治疗性关系中，为了避免护士因为本身行为的不当而造成护患双方沟通不良，护士要经常评估自己的沟通方式，争取很快取得患者的信任，达到较高层次的沟通。但是，在沟通过程中也要顺其自然地使用沟通交流的方式，不要强求达到最高层次。

第二节　形成良好人际关系的基础

人际关系是指人们在社会生活中，通过相互认知、情感交流和交往行为所形成和发展起来的人与人之间的相互关系。人际沟通是发展人际关系的重要手段；而良好的人际关系则是人际沟通的最终目标。人的动机、需要以及人际沟通能力都是形成良好人际关系的基础。

一、需要和动机是人际关系形成的基础

1. 需要的定义　需要是指促成人们各种行为的欲望，是机体内部的一种不平衡状态，并力求平衡的心理倾向。美国心理学家马斯洛认为，个体成长发展的各种需要之间，有先后顺序与高低层次之分；每一层次的需要与满足，将决定个体人格发展的境界或程度。马斯洛认为，人类的需要由低到高是：生理需求、安全需求、社交需求、尊重需求和自我实现。马斯洛认为，上述五种需要是按次序逐级上升的。当下一级需要获得满足之后，追求上一级的需要就成为行动的动力了。

2. 动机的概念　动机是一种内在的心理活动，不能直接被观察到，但是可以通过个体的外部行为表现推断出来。人的需要是多种多样的，为了满足各种需要，必然产生人际交往的动机。有了交往的动机，才会产生形形色色的人际交往活动。

二、建立良好护理人际关系的意义

戴尔·卡耐基曾说过：一个人的成功只有15%是靠专业知识，而85%是靠人际关系。人际沟通是一切人际关系赖以建立和发展的前提，是形成人际关系的根本。在社

会生活中，每个人都处在多层次、多角色、多类型的人际关系网络中，特别是在现代社会中，人际关系状况已成为一个人成功的重要影响因素。因此，学习和研究人际沟通的方法，建立良好的人际关系，对每个护理人员来讲都有着重要的现实意义。

（一）有利于增进护士与患者的关系

护患关系是护理工作中的重要关系。良好的护患关系，可以帮助护士准确地收集资料，评估病情，制订护理措施等；及时向患者传递信息，取得患者的支持和理解；可以在与患者的相互理解中妥善解决各种矛盾，并在护患之间建立良好的工作环境。

（二）有利于创造健康服务氛围

护士通过沟通了解患者的各种需求，掌握患者的心理需要，及时进行有效疏导，以达到促进患者康复的目的。良好的护患关系，能够营造协调和谐的环境，与患者之间建立相互理解、相互信任、相互支持、相互关心的良好氛围，从而产生良好的心理气氛。在这种良好的气氛中，护患之间保持主动、有效的沟通，有利于患者的治疗、护理等，从而解除由病痛带来的焦虑、恐惧、紧张等消极心理情绪，增加战胜疾病的信心。

（三）有助于提高护理工作效率

协调和谐的人际关系有利于提高护理人员的工作效率。护理工作是处在以人—人系统为主的工作环境中，人际关系对护士的情绪和心境都有较大的影响。良好的人际关系有利于产生积极向上的工作情绪，形成和谐、融洽、友爱、团结的工作氛围，极大地减轻工作压力和紧张情绪。如果护理人员彼此之间有矛盾、猜忌、冲突，且又缺乏协作精神，必然会影响护理质量，降低工作效率；护患之间彼此理解，互相关心，就可能增强护士工作的主动性，减少不必要的护患纠纷；同时，良好的人际关系有利于增进群体间的团结合作，更能起到发挥整体效能，提高工作效率的作用。

（四）有利于适应医学模式的转变

医学模式的转变告诉我们，影响人类健康和引起疾病的不仅是生物致病因素，还与人的心理因素和社会因素有着十分密切的关系。如果一个人整天工作生活在一个人际关系紧张、心理压抑的环境中，在一定的条件下就可能导致身心疾病，如常见的高血压、溃疡病、神经衰弱等。良好协调的人际关系，可以使心情舒畅、自信心增强、工作热情增加，产生安全感。护士应主动关心和了解患者的需求，掌握患者的心理活动，并进行积极的沟通和疏导，才能建立良好的护理人际关系。

（五）有利于营造积极向上的文化氛围

人际关系对一个组织文化理念的形成和发展具有十分重要的作用。人们在交往过程中，彼此间情感上的相互交流，性格上的相互影响，行为上的相互作用，都会对另一方发生一定的影响。如一个胆小怕事的人到一个充满热情、充满关心的环境中工作，就会逐步受之影响，变成敢与周围人群交流，能够大胆开展工作的人。因此，健康的人际关系，可以丰富和发展组织的文化，改进和创新思维方式，陶冶和净化心灵情操。

三、人际关系的特点

人际关系的特点主要体现在五个方面，包括社会性、复杂性、多重性、多变性和目的性。

（一）社会性

人是社会的产物，任何人类个体都有与他人进行交往，并结成团体的倾向。因此，社会性是人的本质属性，是人际关系的根本特点。进入21世纪，随着社会的发展和科学技术的进步，人与人之间的社会联系日益紧密，已打破了地域的界线，传统的地缘、血缘关系，人际关系的社会属性在不断增强。

（二）复杂性

人际关系的多面性和动态性，是导致人际关系复杂性的主要原因。人们在交往过程中，各种关系交织在一起，错综复杂，同时，人际关系具有高度个性化和以心理活动为基础的特点，且上述因素均处于不断变化的过程中。因此，人际关系在交往准则、交往动机、交往方式等多个方面表现出复杂性。

（三）多重性

人际关系具有多因素和多角色的特点，被称为多重性。即每个人可能同时扮演着多种角色，处于多种人际关系中。例如：一名护理人员在家庭中扮演妻子、母亲角色，在工作中扮演护士等角色。这种集多种角色于一身的状况，使人际关系具有多重性。

（四）多变性

人际关系并非一成不变，而是处于动态变化之中，并随着年龄、环境、条件的变化，不断发展、变化。人际关系的变化表现为同向趋动、离向趋动和反向趋动，即情感上的加深、淡化和对立等情况。

（五）目的性

人际关系的形成基础是个体为了满足自身生存和发展的需要，所以在人际关系的建立和发展过程中，均具有不同程度的目的性。具体包括取得理解，沟通与协调，寻求安全，或有商业、政治、军事、管理等方面的目标。随着市场经济的推进，人际关系的目的性更为突出。

四、影响人际关系的心理效应

1. 首因效应　又称为第一印象，指人们初次交往时产生的印象。人们首次相遇时，会观察对方的衣着、相貌、举止及其他可察觉到的动作反应，再根据观察到的印象对对方作出一个初步的评价，第一印象能在人的脑海中留下深刻的烙印。由于首因效应有先入为主、表面性和片面性等特点，因此，不能将其作为判断交往对象的唯一依据。

2. 近因效应　是指交往中最后获得的印象对人的社会认知具有重要的影响，由于最新获得的信息在时间上离认知者最近，故称近因效应。此效应在感知所熟悉的人时，具有较大的作用。

3. 晕轮效应　又名光环效应，即依据客体某种特征形成的固定印象，来推断对象其他方面的特征。对一个人的好印象的推广被称为正晕轮，对一个人不良印象的泛化、扩张被称为负晕轮。人际交往中，应避免因晕轮效应所导致的社会认知的偏差。

4. 社会刻板效应　指社会部分成员对某一类人或事物所产生的固定、概括而笼统的看法，又称为社会固定印象。例如人们一般会认为，军人坚毅果敢、知识分子文质彬彬、商人精明等。社会刻板效应有助于简化人的认知过程，提高对环境的适应能力，但容易形成偏见。因此，对人或事的正确认知，需要克服社会刻板效应所带来的消极影响。

5. 移情效应　是把对特定对象的情感迁移到与其相关的人或事上的心理效应。移情效应可分为“人情效应”“物情效应”和“事情效应”，即以人、物和事为情感对象而迁移到相关事物的效应。“爱屋及乌”就是一个典型的例子。人际交往中可以投其所好，以对方喜欢的人或物作为媒介，让对方“移情”到自己身上，从而建立良好的人际关系。

第三节　人际沟通与人际关系

人际沟通是建立人际关系的基础，是改善和发展人际关系的重要手段。具有较强沟通能力的人，大多都会拥有良好的人际关系，但是，生活中很少有人去思考到底应该怎样沟通，只是按照自己的个性、习惯和爱好去与人沟通，而一旦发生沟通障碍或误会时，也往往责怪别人不理解自己，或是抱怨他人不好打交道，其实，人际沟通是有规律可循的，是有经验可参照的，同时沟通技巧的应用又因时因事因地而变，人际沟通是一门技术，同时也是一门艺术。

一、人际沟通与人际关系之间的辩证关系

人际沟通与人际关系之间既有密切联系，又有一定的区别。主要区别在于：

（一）人际沟通是人际关系发展和形成的基础

离开了人际沟通的行为，人际关系就不能建立和发展。人际沟通是建立在人际关系的基础上，是形成和发展人际关系的途径。不论何种人际关系的形式和类型，其形成和发展都是人与人之间沟通的结果。护士要实现护理目标，完成护理任务，首先应与患者建立良好的人际关系，因此，有人认为，护士职业成功最主要的因素，就是护士的人际沟通能力。

（二）良好的人际关系促进有效的人际沟通

人际关系是人们在社会交往活动中相互间形成的心理关系，而人际沟通则是形成人际关系的一种手段，如果沟通双方人际关系处于和谐友好的氛围中，沟通就可以顺利进行，如果沟通的双方人际关系处在紧张不和谐的状态，沟通就会产生障碍，甚至无法进行。人与人之间如果在情感和心理上有着广泛而长期的联系，他们之间就可能建立较为密切的人际关系。同时，人际关系一旦确定之后，又会影响并制约人际沟通的频率和状态。但人际沟通频率的高低与人际关系的亲疏并无比例关系。因此，不同类型的人际关系，在沟通频率与关系亲疏方面也有着明显的差异。

（三）人际沟通与人际关系的研究重点不同

人际沟通侧重于研究人与人之间联系的形式和程序，而人际关系侧重于研究人与人沟通过程中的心理关系。

二、影响人际沟通的主要因素

（一）环境因素

主要指沟通环境的舒适度，包括安静程度、隐私条件、光线明暗、温度、湿度、

房间的布局、装饰、座位的摆放等都会影响沟通的效果，其中最重要的影响因素是噪声、距离和隐秘性。

1. 噪声 噪音是影响沟通的重要因素之一，门窗开关的碰击声、电话铃声、与沟通无关的谈笑声等，都会分散沟通者的注意力、干扰沟通信息的传递。

2. 距离 人与人之间的距离可以影响沟通，起到加强或破坏交际的效果。沟通者之间应把握适当的距离，既满足个人的空间需要，又能营造一种融洽、合作的交流气氛。

3. 隐秘性 凡沟通内容都涉及个人隐私，如有其他无关人员在场，可能会影响沟通的深度和效果。应选择私密性好的安静场所进行交谈；无条件时，应注意减低声音，避免让他人听到。

（二）个人因素

1. 生理因素 暂时性生理不适，如疲乏、疼痛、饥饿等，可使沟通者难以集中精力而影响沟通，当生理因素得到控制或消失后，沟通就能正常进行。永久性生理缺陷，如聋哑、盲人、痴呆等，会长期影响沟通。对待特殊沟通对象，应采用特殊方式，以提高沟通效果。

2. 心理因素

（1）情绪 情绪作为一种具有感染力的心理因素，可直接影响沟通的效果。积极情绪对人有正向的、积极的作用，有助于沟通；消极情绪则对人有负向的、消极的作用，会阻碍沟通的正常进行。沟通双方善于控制情绪，是成功沟通的要素。

（2）个性 个性是指个体在社会活动中表现出来的比较稳定的成分，包括能力、气质和性格，是影响沟通的重要因素之一。一般地，开朗、大方、直率、热情、善解人意的人更易与人沟通，而孤僻、拘谨、狡诈、冷漠，以自我为中心的人则比较难于沟通。

（3）态度 态度是指心理上对其所接触的客观事物所持有的看法，并以各种不同的行为方式表露出来。缺乏实事求是的态度可导致沟通障碍，真诚的态度则有助于沟通的顺利进行。

3. 文化因素 文化包括知识、信仰、习俗和价值观等，不同的文化背景会造成人们对同一信息的不同理解，可以导致沟通的障碍。护士在工作中必须尊重患者的不同文化习俗。从文化水平看，知识水平接近、生活阅历相当的人，容易相互理解。知识面广、阅历丰富、认知水平高的人，常善于和不同类型的人进行沟通。

4. 语言因素 沟通者的语言驾驭能力会影响沟通的效果，如沟通者的语音、语法、语义、语构、措辞及语言的表达方式等。

此外，熟练掌握倾听、表达、如何运用肢体语言等沟通技巧，对于促进沟通能力的提高来说是必不可少的。沟通双方能准确定位自己的角色，例如朋友关系、上下级关系、护患关系等，并采用适合其社会角色关系的沟通模式沟通，才能使交流顺利进行。

三、影响人际关系的主要因素

人际关系是在一定条件下由一定的因素作用形成的。在人际交往中，人的仪表、空间距离、个性品质等均可影响人际关系的建立和发展。

（一）仪表

仪表包括人的形体、容貌、健康状况、姿态、服饰等方面，是人举止风度的外在体现。仪表因素在人际关系形成中占有主要作用，尤其是在交往的初期，好的外貌容易给人留下良好的第一印象。随着交往的深入，仪表因素的作用可逐渐减小。

（二）空间距离与交往频率

生活中经常接近的人们更容易互相吸引，因此，人与人之间的空间距离和交往频率均可影响人际关系疏密程度。一般地，人与人在空间距离上较近、交往的频率较高，双方更容易相互了解、彼此熟悉，有利于建立更加密切的人际关系。

（三）相似性与互补性

在人际交往过程中，价值观、兴趣、爱好、社会背景、地位等方面相似的人，容易互相吸引。而双方在个性、需要、社会角色等方面成为互补关系时，也可以形成良好的人际关系。

（四）个性品质

个性品质是影响人际关系的重要的因素之一。优良个性品质，如真诚、正直、善良、热情、幽默、乐于助人等，更具有持久的人际吸引力，容易使人产生信任感而促进人际关系的发展。

课堂互动

患者，男，25岁。因患“肾病综合征”高度水肿入院，拟予激素治疗。治疗前护士去病房询问该患者有无精神疾患病史及用药禁忌等，此时护士手机来电，她立即关闭手机，之后继续交谈，而患者刚结识的女友始终在场，患者虽当场否认有精神病史，但护士观察到患者表情极不自然，便主动暂时中止了谈话。请你分析一下该案例中，导致沟通不畅的因素有哪些？

综合测试

1. “一见钟情”表现的是影响人际关系中的哪种心理效应
   A. 近因效应　B. 光环效应　C. 社会刻板效应
   D. 首因效应　E. 移情效应
2. 在下列影响人际沟通效果的因素中属于环境因素的是
   A. 沟通者躯体疼痛　B. 沟通者听力障碍　C. 沟通双方信仰不同
   D. 沟通双方价值观不同　E. 沟通双方距离较远
3. 下列属于人际关系主要特征的是
   A. 稳定性　B. 复杂性　C. 随意性
   D. 自然性　E. 单一性
4. “嘴上没毛，办事不牢”说明的是影响人际关系中的哪种心理效应
   A. 光环效应　B. 近因效应　C. 投射效应
   D. 社会刻板效应　E. 首因效应
5. 沟通双方彼此有一定的信任，能分享个人的想法和判断，属于沟通的哪种层次
   A. 一般性沟通　B. 事务性沟通　C. 分享性沟通
   D. 情感性沟通　E. 沟通的高峰

（刘鸿慧）

第三章　有声语言沟通

【学习目标】

掌握：有声语言的内涵，普通话的内涵，语音的性质；护患语言沟通的原则，交谈的基本类型，交谈的过程；护患交谈的主要技巧；演讲的含义，演讲的三要素，演讲的类型，演讲的基本要求。

熟悉：人体发音器官的位置、各器官的作用，口部操的做法，有声语言训练的方法。交谈的准备过程，护士交谈常用语。

了解：有声语言的性质，衡量有声语言规范性的标准，提高语音规范程度的途径。

第一节　有声语言概述

西方医学之父希波克拉底说："医学有两件东西可以治病，一是语言，二是药物。"中国俗话说"良言一句三冬暖，恶语伤人六月寒"。足见语言在医护工作中的重要作用。护理人员的语言表达，从外在形式上，应做到清晰规范有美感；从内容上，应做到内容适当显关爱。前者是对有声语言表达的语音学要求；后者是对有声语言使用的职业要求认识有声语言的性质特征，明确护理工作中有声语言沟通的内在要求，并在此基础上苦练语言基本功，有助于我们达到这一要求。

一、有声语言概述

（一）语言和有声语言

1. 什么是语言　《现代汉语词典》对语言的解释是："人类所特有的用来表达意思、交流思想的工具，是一种特殊的社会现象，由语音、词汇和语法构成一定的系统。"

2. 什么是有声语言　《现代汉语词典》同时指出："语言一般包括它的书面形式，但在与'文字'并举时只指口语。"换言之，在日常生活中，人们所说的"语言"概念，通常是指有声语言。而有声语言即是指用声音的形式表现出来的人类的语言，也即口头语言。有声语言是人类最直接而简便的交际工具。

（二）语言的内涵

1. 语言的内涵　语言的内涵包括语音、词汇和语法。语音是语言的"物质外壳"。它是由说话人使用自身气息发出，以空气做动力，通过声波传输，传达到听话者耳中形成的一个完整信息沟通现象。词汇是语言的"建筑材料"。人们将这些分别代表一定意义的语言材料组合起来，表情达意。语法是语言的"结构规律"。每一种语言，均按照自身约定俗成的结构规律，将词汇以一定顺序组织在一起，准确地表达意思。

2. “普通话”的内涵　我国的规范有声语言是普通话，普通话也有其相应的三个内涵。普通话语音以北京语音体系的发音为标准音，词汇以北方话词汇为基础，以典范的现代白话文著作为语法规范。在使用民族共同语的同时，并不禁绝方言。方言在一定的地域和一定层面上还有其特殊的不可替代的作用。

（三）有声语言的性质

有声语言有三性——物理性、生理性、社会性。

1. 物理性　有声语言依靠声音作为传播形式，通过空气的振动来传播。物理学意义的声音有音高、音长、音强、音色四性。音高指的是语音的高低。音强指的是声音的强弱，也称为“音量”。音长是声音的长短。音色是声音的本质和特色。音色也称“音质”。音色反映着一个人声音的品质和个性特色。

2. 生理性　声音的发出者和接收者都是人，人是一种生物体，声音的发出和接收都是人的生理现象，这就决定了有声语言具有生理性。人的发音器官由四部分组成：①呼吸器官，包括肺、气管、胸腔、横膈肌。它是发音的动力系统。②发声器官，喉头、声带。它的作用是控制气流，振动声带发声。③咬字器官，唇、齿、舌、腭。它的作用是通过不同位置配合发出不同的字音来。④共鸣器官，胸腔、喉腔、咽腔、口腔、鼻腔、头腔。它的作用是扩大和美化声音。

3. 社会性　人们在使用口语进行沟通时，总是遵循着一定的语言解码规则，这个规则是社会约定俗成的。人们共同遵循这个规则来表情达意，服务社会生活。语音的社会属性表现在许多方面，语音约定俗成的系统性是其主要体现，另外，语言的民族性、语言发展演变的规律性、语言的地域特性等都在语音中有所表现。一个人有声语言的表达能力，往往体现着他的教养和历练。因此，就个人而言，有声语言可以说是人格形象的综合表现。

二、语音能力训练

作为护理工作者，语言美是工作的必然要求，语言之美首先体现在语音的规范和美好上。要使自己的声音规范而美好，我们可以通过对发音器官的

课堂互动

在教师指导下进行以下呼吸训练：

1. 闻花练气　想象离自己的鼻子一尺远的地方有一朵美丽的鲜花正发出淡淡的清香，缓慢均匀地将花香吸入肺部，然后缓慢均匀地将废气呼出。如此循环五次。

2. 吹蜡烛　站姿，身体不要前倾，在与自己口腔等高、距离约一米的地方，放置一支点燃的蜡烛，试着用快吸快呼法一次吹灭它，如此五次；然后用快吸慢呼法让它保持均匀晃动却不熄灭，如此又五次。

3. 一口气数葫芦或数枣　深吸一口气，然后均匀控制，在往外呼吸过程中说以下练口段子：

（1）一口气数二十四个葫芦四十八块瓢，一个葫芦两块瓢，两个葫芦四块瓢，三个葫芦六块瓢，四个葫芦八块瓢，五个葫芦十块瓢，六个葫芦十二块瓢，……二十四个葫芦四十八块瓢。

（2）出东门，过大桥，大桥底下一树枣，拿着竿子去打枣，青的多，红的少，一个枣，两个枣，三个枣，四个枣，五个枣，六个枣，七个枣，八个枣，九个枣，十个枣，九个枣，八个枣，七个枣，六个枣，五个枣，四个枣，三个枣，两个枣，一个枣……

合理保护和积极开发来实现。

（一）呼吸器官训练

气息是发声的原动力。气息的强弱变化对字音的清晰度、声音的响亮度、音色的圆润度、嗓音的持久性、情绪的饱满度和共鸣状态都会产生直接的影响。对呼吸器官的锻炼可从练肺活量入手。如平时可增强体育锻炼，特别是多做扩胸效果的运动，如跑步、游泳、做拉力器等，以此增加肺部存贮气息的能力。此外，还要学会控制气息，如采用胸腹联合式呼吸法呼吸，学会快吸快呼、慢吸慢呼、快吸慢呼、慢吸快呼等。

（二）发声器官的正确使用和保护

作为发声器官的声带和喉头，我们能做到的首先是爱护它们。嗓音保护的基本要求有：

1. 正确发声　正确发声，避免发声时捏挤喉部、压迫喉部或大声喊叫。办法是试着放松喉部而不是压低喉头，让声带自如地振动，这样能较长时间发出圆润的声音而不很疲劳，且音色丰满，泛音丰富，声音富于弹性。

2. 防止倒嗓　唱歌时也不要去唱自己的音域够不着的高音，这样容易形成“倒嗓”。

3. 注意休息　保持心理健康和适度休息，不要用嗓过度。护理工作者工作繁重，工作时间不规律，在可能的条件下，要尽量休息好。如果用嗓过度，容易形成咽炎、喉炎。

4. 合理饮食　第一，不要暴饮暴食。虽然对护理工作者的语音要求不像文艺工作者那样要求“饱吹饿唱”，但饮食适度也是发声上的需要。吃得太饱会使胃膨大，妨碍横膈肌的运动，造成气短，不利于说话。第二，注意不要多吃刺激性较强的食物，如烟、酒、辣椒、热辣火锅等。如果想吃，吃的时候也要注意调节自己的口腔和食道，调整生理器官及时预防，尽量减少对声带的刺激。第三，注意不要在炎热情况下突然喝冷饮。忽冷忽热最易使声带变薄变脆，长此以往容易损坏声带。

（三）咬字器官的训练

吐字发音的基本要求是准确、清晰、集中、流畅。唇、齿、舌、腭是语音形成时咬字的器官，所谓发音，就是各咬字器官协同配合、灵活动作、吐出字音的过程。对咬字器官的训练，关系到我们能否正确规范地发出充满美感的声音。

三、提高语音规范能力的策略

（一）平时多听媒体中规范的普通话

如每天收听《新闻联播》，既可了解国内国际时事，又可感知标准语音；及时收看《中华医药》《健康访谈》等节目，一方面增加了职业素养，另一方面也锻炼了自己的听感；多收看有汉语配音的外国影视节目，特别是经典电影译制片，一方面可以丰富你的内在修养，认识文化的多元化，另一方面，还可以听到名家们非常美好的语音。

（二）系统学习普通话语音知识

规范的语音表达能力，不是一两次课，或是一番讲座就能养成的。目前在我国的高等院校，多数都开设有2个学分的《汉语普通话教程》选修课，通过约30学时的学习，学生可以系统地学习到汉语语音的有关知识，并在课堂上对每个知识点进行适当训练，这对提高语音表达能力，可收到事半功倍的效果。

课堂互动

在教师指导下进行以下咬字器官训练：

1. 打开口腔 说话时口腔的开度略大，使唇、齿、舌、腭在运动时游刃有余。我们可以通过开槽牙、挺软腭（打半呵欠）、松下巴的方式来练习。

2. 集中唇、舌的力量和弹性 可做以下练习——撮展嘴唇、翘转嘴唇、弹舌头、挼舌尖、转舌。

3. 大声诵读 还可用大声朗读有训练咬字部位作用的字词和绕口令来达此目的。

（1）读词语：教师示范，带读以下词语，体会打开口腔的感觉。

高潮 刚好 恭候 公告 考古 开课 可靠 好高 合格 呼号 红花 八股 巴黎 拔河 当局 斑竹 安宁 按理 傲气 奥秘 板栗 宝贝 保密 仓库 草地 抄袭 刀具 八旗 打击 傻气 康熙 来去 劳力 马蹄 毛衣 蔑仪 暗器 大理 宝玉 技法 机械 沮丧 巨大 苦熬 孤傲 提拔 涤荡 臂膀 骑墙 毒打

（2）先慢后快，反复念读以下绕口令

练双唇音b的弹性：

八百标兵奔北坡，炮兵并排北边跑，炮兵怕把标兵碰，标兵怕碰炮兵炮。

巴老爷有八十八棵芭蕉树，来了八十八个把式要在巴老爷八十八棵芭蕉树下住。巴老爷拔了八十八棵芭蕉树，不让八十八个把式在八十八棵蕉芭树下住，八十八个把式烧了八十八棵芭蕉树，巴老爷在八十八棵树边哭。

练双唇音p的弹性：

一座棚傍峭壁旁，峰边喷泻瀑布长，不怕暴雨瓢泼冰雹落，不怕寒风扑面雪抛扬，并排分班翻山攀坡把宝找。聚宝盆里松柏飘香百宝藏，背宝奔跑报矿炮劈山，篇篇捷报飞伴金凤凰。

练舌尖中音d、t的弹性：

调到敌岛打特盗，特盗太刁投短刀，挡推顶打短刀掉，踏盗得刀盗打倒。

谭家谭老汉，挑担到蛋摊，买了半担蛋。挑蛋到炭摊，买了半担炭，满担是蛋炭，老汉忙回赶，回家炒蛋饭，进门跨门槛，脚下绊一绊，跌了谭老汉，破了半担蛋。翻了半担炭，脏了木门槛，老汉看一看，急得满头汗，连说怎么办，蛋炭完了蛋，老汉怎吃蛋炒饭。

练舌尖前音z、c、s的清晰度（四十四个字和词，组成一首子词丝的绕口词）：

桃子李子梨子栗子桔子柿子槟子和榛子，栽满院子村子和寨子，刀子斧子锯子凿子锤子刨子和尺子，做出桌子椅子和箱子。名词动词数词量词代词副词助词连词，造成语词诗词和唱词。蚕丝生丝热丝缫丝染丝晒丝纺丝织丝，自制粗丝细丝人造丝。

区分舌尖前音z、c、s和舌尖后音zh、ch、sh、r：

四是四，十是十，十四是十四，四十是四十，不要把十四说成是“实是”，也不要把四十说成是“细席”。要想说对四，舌头碰牙齿，要想说对十，舌头别伸直。要想说对四和十，多多练习十和四。

（3）打开口腔，试着朗读下面的句子并用心体会口腔的变化

画家黄宾虹飞赴洪湖环湖画荷花。

黄昏，万分悔恨的冯菲菲分发粉红佛花。

蜂花洗发粉，蜂花护发素。(反复读)

十三次、十四次、三十三次、四十四次，自始至终，神情专注，不离咫尺。

14摄氏度，10摄氏度，4摄氏度，清晨山区有轻霜冻。

著名数学家苏步青教授文学造诣很深，出版过诗集《西居集》和《原上草集》。

吴印咸的摄影作品不但具有艺术价值而且具有史料价值。

迎新春佳节，新型家具展销。

7月9号学校休息，休假期间即将举行休闲信息交际节。

姐姐击剑急，青青骑轻骑，许仙下湘西。

进了企业就像进了自己的家。

岭南刘奶奶走六里泥泞路买来蓝布棉门帘。

广西壮族自治区组织少数民族群众学习掌握科技知识。

南宁男篮老教练拿冷藏的凉牛奶。

总之，种子总是种子，它能长成苍松翠柏，耸峙山巅，也会长出小草，自生自灭，不为人知。

（三）在生活和工作中自觉使用普通话

有很多人觉得一说普通话就别扭，这一方面是因为周围人说方言的多，另一方面，自己在这方面的训练太少。其实，过心理排斥关是很重要的。语言这个东西，学再多的理论都不如开口说话作用大，提高快。使用普通话服务是国家对窗口行业语言的要求，而医疗行业是典型的窗口行业。所以，我们在生活和工作中，要主动自觉使用普通话，要自信并且注意纠错，在不断使用的过程中培养语感，逐渐达到流畅自然。

四、护患语言沟通的原则

护理工作者的语言，一方面要有优美的外在表现形态，另一方面，还应该有充实丰富的内容。它是我们内心世界的自然流露，是真诚的，不做作，它充分表现着对生命的敬重，对患者的关爱。语言沟通，目的是为了解决患者的健康问题，让患者理解医护人员的治疗和护理措施，积极配合预防和治疗疾病，促进健康，提高生活质量。护患语言沟通，要遵循以下原则：

（一）目标性原则

护理者与患者的语言交流，是目标性非常明确的交流，这决定了护理者必须讲求实用，注重口语表达的效率。另一方面，医院里，护理者的工作头绪纷繁，这也使得她们不得不尽量在单位时间里提高口语沟通的效率。语言内容的目标性体现在：充分考虑疾病康复的需要，患者自身特殊性的需要以及医护人员本身搜集信息的需要。口语的一个非常重要的作用是通过交流获取信息和制订相应医护措施。因此要注意积极开启话题，引导话题，把话题往实用的目的上引。不管是信息搜集还是心理抚慰，都不能东一榔头西一棒，漫无目的，信口开河。

（二）规范性原则

我们所说的每句话、每个词，都是由一个个最基本的语音单位组成，然后再加上适当的语气和语调。准确的发音，将有助于你准确地表达自己的思想。相反，模糊不清的发音，不仅影响你的形象，更可能有碍于你展示自己的思想和才能。规范性原则体现在吐字归音应该清晰悦耳，语气语调应简洁和谐，节奏鲜明。同时，语言内容应准确、朴实，语法应正确，语义要有系统性和逻辑性。

（三）尊重性原则

尊重性原则是确保沟通能顺利进行的重要原则。要尊重患者的生命、人格和权利。将护理工作者内在的伦理道德修养，体现为外在对患者的恭敬、关爱和友好。切不可使用伤害患者的自尊，不耐烦、瞧不起的语言。在护理行业，口头语言的尊重可体现为护士的“七声”，即患者初到有“迎声”，进行治疗有“称呼声”，操作失误有“歉声”，患者合作有“谢声”，遇到患者有“询问声”，接电话时有“问候声”，患者出院有“送声”。

（四）治疗性原则

在护患的沟通过程中，护士的语言可以起到辅助治疗、促进康复的作用，也可能产生扰乱患者情绪、加重病情的后果。因此，护士应慎重选择语言，避免使用任何刺激性语言伤害患者。我们的口语应该是对护理程序、护理效果、疾病转归深刻了解后的话语，应能起到语言护理的作用。

（五）情感性原则

护患语言沟通实际上是有声与无声语的综合表达。它无时无刻不体现着护理者对服务对象的关心和爱护。对护理语言情感性的要求体现在：要以轻柔温馨为基调，一般而言，语调要轻柔一些、语气要温和一些、速度要慢一些，音量要小一些，适当配合手势、身姿与表情。另外，要善于自我控制。人非草木，谁都会有情绪波动的时候，然而一旦进入工作状态时，要善于激发自己的积极情感，避免消极情感，实现自我控制。只有进入愉快冷静的护士角色之中，才能产生同情、尊重、信任、关心患者的情感。

（六）艺术性原则

说话要讲究技巧，艺术性的语言不仅可以使护患之间相互理解，更有化解医护患纠纷的作用。使用文明用语和讲究沟通策略，是语言艺术性的主要表现。文明用语的使用不仅可以衡量出护理者的文明修养，更有利于患者从自己的尊严感中体会出对生命的热爱和追求，增强康复的信心。中国是个文明古国，中国人历来有表谦表敬，贬己尊人的传统。形成了大量的敬语、谦词和雅语。这些语言的使用能起到增加感情的润滑作用。例如，称呼患者时不能以床号或“喂!”“你!”等替代；应答过程中应该前有“请”，后有“谢”，多说“对不起”“抱歉”等。

第二节　交　谈

交谈是最常用的人际沟通方式。它是由两个或者更多的人通过有声语言的交流，同时辅以态势语，如有声的副语言（笑声、叹息、呻吟等），以及无声体语（表情、眼神、体距、肢体动作等），共同完成的人际沟通。人们可以通过交谈来介绍、汇报、核对、说服、阐释、宣传等，达到沟通的目的。

一、交谈的特点

（一）综合性

交谈往往是面对面的，在这种面对面的沟通中，听、说双方能够清楚看到对方的表情，听到对方的语音，观察到对方情绪的微妙变化，感受到对方的需求，并及时作出应答。多种感觉器官的共同参与，使交谈的过程生动形象。参与交谈者必须听说兼顾，使信息得到快速传递和及时反馈，参与者积极互动。这使交谈体现出极强的综合性。

（二）随机性

一是话题的灵活性。无论是有直接目的的交谈还是无目的的闲聊，交谈双方总可以随机应变，随时转换话题，根据当时的情况对谈话内容作灵活调整。二是环境的随机性。交谈一般不受环境的限制，对谈话场所没有特殊要求，只要是允许，随时可以展开交谈。三是时间的随意性。对交谈的时间长短，也可视双方目的达成度灵活掌握。

（三）口语化

交谈中使用的沟通手段主要是口头语言，所以在语言表达的形式上讲究口语化。具体体现在：在语词的选用上要求通俗易懂的大众化词语。在句式的使用上短句多，长句少；直接形象的描述句多，抽象严密的论述句少；依赖环境形成的省略句多，语法结构严格的完整句少。在修辞上一般不作刻意的修饰，除非有特殊的要求，一般不宜采用含蓄委婉的修辞手法来刻意营造言外之意。常借助语言环境中的综合因素如特定时间、特定场合、周围事物的变化来辅助语言表达。

二、交谈的分类及其作用

（一）按交谈人数的多少划分

1. 个别交谈　仅限于二人之间的交谈，一般没有其他人在场。通过个别交谈，二人之间可以互相熟悉了解，加深感情，将人际关系向自己希望的方向导引，达成沟通的目的。如父母与子女之间的交谈，是家庭关系中亲情交流、子女认知培养和长辈言传身教的一种重要手段。护士与患者间的交谈能让双方加深了解，培养信任，促进配合。

个别交谈因为是一对一的听说关系，所以更能体现个性化特点，能照顾到对方的认知能力、情感水平和表达习惯。交流方式更亲和，针对性更强。如成年人与孩子的交谈，成人往往能站在孩子的立场上来想问题，提问、评价的方式也能照顾到未成年人的特点，多以鼓励、指点为内容。另外，因为听者单一固定，也更容易触及个人私密话题，其有利因素是便于加深了解，推进沟通的深层发展；有害因素在于容易突破一些私密关系，产生不必要的麻烦甚至事端。同时，也正是因为这种单一针对性，最易使一部分不善于交流的人产生紧张情绪，形成交谈中的冷场和别扭。如领导者与下属的个别交谈，不善交际者与陌生人的交谈，孩子与不熟悉的成年人的交谈，与异性的单独交谈，学生与老师的交谈等，在这种时候，因为各种微妙的地位、身份甚至潜在欲望等的影响，可能让交谈的一方甚至双方感觉到孤立无助，产生苦涩感、紧张感。

2. 小组交谈　至少是三个，一般以六七人为宜的交谈。如护理工作中的晨晚间交接班，在校住宿学生的就寝前“卧谈”，课堂教学中的小组讨论，家庭成员间的聚会交谈，朋友或工作关系人的宴会交谈，在公共场合突发事故下旁观者与当事人的交谈等。

这些小群体之间往往构成一种特定的关系，如亲情关系、工作关系、同学关系、朋友关系等。在小组交谈中，总会有意无意地形成一定的交谈中心人物。中心人物往往主导着话题的选择，制约着交谈的深入。在工作关系中，这种中心人物一般是职务上的领导人，如医院工作中会诊小组的专家、护理工作讨论中的护士长或主管护士，寝室卧谈中大家一致信赖的同学，家庭聚会中的一家之长，宴会中尊贵的客人等。

小组交谈有信息量较大，话题广泛的特点。参与者可灵活选择是否积极参与发言。如果不是抉择者，不愿意发言的时候，也可以只带个耳朵，选择聆听，然后在有必要发言的时候再说话。所以在精神上比个别交谈要自由，不容易产生别扭的感觉。小群体交谈中要注意的是尽量不要形成“一言堂”，由自我意识强烈的谈话对象制约了话题，冷落了其他的参与者，这样往往容易影响谈话的效果。过分远离交谈中心，心不在焉或落落寡合，也是交谈中要避免的现象。

3. 公众交谈　公众交谈指的是在大庭广众之下多人之间进行的有固定话题的交谈。如影视媒体上谈话节目中的专题访谈，学校主题报告、学术演讲后的互动交谈，对社会热点问题的讨论座谈等。这种交谈方式明显的特点是：参与者较多，谈话者往往有特定的专业、知识、资历和背景；谈话者往往代表了一定阶级阶层的利益；话题更明确；话题有社会舆论的引导作用。通过这种交谈甚至交谈中激烈的论辩，往往能反映各种社会群体的诉求。随着社会的进步，这种交谈有增多之势。

（二）按交谈目的划分

1. *主题式交谈* 这种交谈通常是有直接目的，在周密准备之后进行的，是相对正式的沟通。如销售人员在推销商品时与潜在购买者的交谈，护理工作者在询问病情时的交谈，教师与学生在课堂上针对具体课题的交谈，家长与教师针对学生思想动向、行为习惯、学习效果方面的交谈，下级向上级汇报工作等。此时，交谈双方往往承担着固定的角色任务，甚至代表着不同的工作组织。此类交谈信息准确，内容集中，重点突出，人们对所交流的信息更加重视，用语也更加规范严谨，交谈时的行为举止也更符合社会礼仪、习俗的规范。

2. *漫谈* 通常是非正式的沟通，又称“闲聊”。这种交谈看起来没有直接目的，实际上，同样能起到沟通信息，交流感情的作用。闲谈话题更加随意，心情更加放松，关系更加亲和，也更能从看似芜杂的语言信息中得到潜在的真实信息。它的缺点是，所传递的信息不一定准确，通常更容易挟带个人好恶色彩，有些信息反映出交谈者的猎奇心理。因此，闲谈也最容易成为“小道消息”滋生游走的渠道。正所谓“闲谈不闲”。

随着现代生活节奏的加快，生活、就业、事业上压力的增加，闲适恬淡的谈话似乎有离我们渐行渐远之势。实际上，生活是需要张弛有度的，从一定意义上说，适度闲聊中，人们往往能互相激励，整合关系，放飞想象，闪现出创新思维的火花。

（三）按交谈是否面对面划分

1. *当面交谈* 当面交谈是最常见而传统的交谈方式，它综合利用声音、环境、空间距离、身体语言、及时反馈等因素，及时有效地产生沟通效果。

2. *电话、网络交谈* 电话、网络交谈是异地对象间的交谈，它借助通讯设备，通过音视频传输进行。在护理工作中护士对家庭病员的电话指导，对已出院患者的电话随访，都能及时有效地起到健康宣教、心理咨询、康复指导等作用。随着社区护理工作的广泛开展，电话交谈已逐渐成为一种新的有效的护理工作方式。随着互联网的广泛使用，有的医疗卫生机构设立了自己的网站主页，开设了网上专家门诊，及时进行医疗方面的咨询服务。这些服务方便了患者，使患者足不出户就可以享受到一定程度的医疗服务。

三、交谈的过程

虽然不同情况下的交谈有内容轻重，时间长短，人物多少之别，但都有一个启动、展开主题到结束的过程。

（一）交谈的启动阶段

在交谈的启动阶段，所说的一般都是一些平常的话。其主要作用是为切入主题作铺垫。通过启动，为后面的主题确立一个谈话的“基调”，调动起对方说话的热情。因此，也可以说，它是对主题的一种准备。

启动阶段常用的谈话方式是寒暄、搭讪和闲聊。

1. 寒暄　寒暄是社交中双方见面时相互介绍、问候，谈天气冷暖之类的应酬语言。是社交场合中不可缺少的礼仪和媒介。把寒暄理解为虚伪和献殷勤是不恰当的。“您好!”“吃过饭了吗?”“出来散步?”“最近身体怎么样?”这样的话，常常是交往中为了制造融洽气氛，避免见面时彼此难堪的沉默使用的开场白，一般不含信息交流意义。只需应和，也不必多心去思索人家是不是要探听什么隐私。吃了怎么样，不吃又怎么样。

在医患关系中，几句寒暄话语，使感情逐步靠拢，成为进一步深谈的桥梁和纽带。一声“您感觉好些了吗?”“今天感觉怎么样?”“今天天气不错，是吗?”成为引玉之砖，使双方心灵产生共鸣。这些话看似简单，实际上很容易让患者在疾病困扰、身体和精神承受打击的时候感到自己存在的价值，别人对自己的尊重和在意。既然医护人员都那么在乎我的感受，表现出对我的友善，我又怎么能不开朗一些，积极配合他们进行治疗呢?

2. 搭讪　“搭讪”是想与某人接近而凑过去主动找话说。当你在旅途中想要排遣无聊寂寞时，当你在陌生的环境和人群中想要找到心理上的支撑，排遣紧张时，怎么办?抬头一看，周围是一张张陌生的面孔，你如何打开社交的缺口，开口说第一句话呢?这时，就用得上“搭讪”了。虽然只有简单的几句话，但对涉世未深，缺乏社交经验的人来说，这也并非易事。常用的“搭讪”方法有：

(1) 从自我介绍入手，为正式交谈作铺垫。可介绍自己的姓名、职业，用自己的真诚引出对方的应答。现代人在社交场合中还常以递送名片的方式作自我介绍。递和接名片都有一定的礼仪要求。使用自我介绍法时要注意因人而异，该递才递，注意信息安全。

(2) 以关心对方为契机，接近对方。如在旅途中，你喝茶吃零食，不妨来一句“一起吃一点好吗?”这一方面是对自己行为的一种解释，也是礼貌地接近对方的一种表现。

(3) 用一些寒暄式的问候试探对方，希望对方接过话头，顺势扩大交谈内容。

(4) 以旁边人的谈话或周围发生的人事作谈话的引子，甚至以赞美对方服饰、形象作为彼此接近的“跳板”。使对方打开话匣子，进入交谈。

在“搭讪”时要注意，语言要自然贴切，富于过渡性，不要让对方有被盘查的感觉。若“搭讪”让人觉得唐突，别人也会愣在那里不知所措。当双方通名报姓后，一定要记住对方的姓名，以表示你对他的关注和重视，因为一个人最注重、最宠爱的记号往往就是自己的名字，几乎所有的人对别人如何称呼自己都十分敏感。亲切地呼名道姓，能让对方感到快乐欣慰，对你产生极好的印象。

3. 闲聊　聊天是人与人之间形式不拘、自由活泼、和谐友好的交谈方式。通过聊天，一方面可以获得一些有用的信息，另一方面，可以使对方心情放松，态度融合。能很好地引入正题。护理人员与患者的聊天，能够接近护患间情感上的距离，患者也易于从闲谈中真实地反映出某种情绪和要求。有的人对正式严肃的交谈十分拘谨、小心，甚至回避，从闲谈入手则可消除其紧张情绪，在不知不觉中达成交谈的目的。

闲谈要注意内容健康，雅俗共赏，不能传播小道消息，捕风捉影，拨弄是非。

（二）展开主题阶段

这是交谈的实质性阶段。交谈的主要内容，通过这个阶段得到切入、展开、强调和交流。交谈的主题，视具体情况而定。护士如对新入院患者，以介绍环境信息，收集病情资料为主；对久病患者，以心理沟通，康复技术的传授，治疗情况的检查和疗效的反馈为主；对主管医生，以汇报患者情况，协调医护工作为主；对相关科室同事，以寻求帮助，讨论解决问题的办法为主。

以护患交谈为例，其主题无非是帮助患者治疗和预防疾病，促进健康、提高生活质量。常见的护患交谈内容分评估性内容和治疗性内容两类。

1. 评估性内容　此类交谈的目的主要是收集关于疾病和患者的信息资料。主要包括，患者主诉的疾病症状，各项健康指标，既往病史和目前的健康问题，心理和精神状况，家族史，遗传史，生活自理能力，生活习惯等。交谈时应认真地捕捉患者话语所表达的准确信息，分析问题所在，正确估计病情，以便为诊断和治疗提供可靠依据。

2. 治疗性内容　此类交谈的目的是为患者解决面临的医疗问题，如帮助患者认知所患疾病，分析其发病原因、发展和转归，介绍治疗过程中采用的药物和技术手段，说明需要患者配合的问题，提示康复过程中需要注意的问题，鼓励患者积极参与到治疗和护理过程中，改变过去不利于健康的生活习惯，建立新的健康的生活方式。

（三）结束交谈阶段

凡事善始还需善终，交谈的结束也应恰到好处。当重要的信息得到交流之后，就应考虑抓住时机结束谈话。此时，应对前面的重要信息来一个简要的归纳和强调。归纳的条理应清晰，语言应准确明白，不要太啰嗦，态度要肯定。当所有主要内容已经完成，不妨谈一些必要的客气话作为结束语。如“与你交谈真高兴！”“谢谢您的支持！”“给您添麻烦了！”“让您费心了！”等。最后别忘了询问“还有别的什么事没有？”“还有没有什么可以帮您？”“回头我再来看您。”这样，使态度显得友好亲切而周到。

四、护患交谈中的沟通技巧

交谈是护患沟通中最重要的方式。也是寻求患者配合，对患者进行心理疏导和健康教育的最重要手段。在护患交谈中，常使用的沟通技巧有：

（一）倾听

倾听，是人体听觉器官对外界声音的生理反应。全神贯注地接收有声语言信息和非语言信息，确定其含义并对此做出反应的过程。交谈是互动性非常强的沟通活动。有研究表明，在听、说、读、写四种沟通形式中，倾听占了沟通时间的一半以上。也有研究表明，尽管人们花了很多的时间去听话，但是对方所说的75%左右的内容都被忽视、误解甚至遗忘，而且一半以上的听者被判定为倾听能力不合格。

1. 倾听具有获取信息、获得灵感、帮助决策和改善关系的作用　在口语交流中，提倡护理人员做到启发患者，让患者先说，护理者要会听。边听边将信息在脑子里过一遍，筛选出其中对治疗和康复有用的成分；注意领会患者表面语言下隐含的一些隐性信息，也即听出真实意图，把握患者此时对疾病的认知状态和对康复的真实心理预期。然后组织语言，进行有目的的引导，才能使对方听话时充分理解话语意思，让你要传达的信息入耳又入心。

2. 怎样倾听

（1）适当使用态势语　①目光：倾听时要坦然注视对方，与对方作目光上的交流。一般目光接触的时间应该在整个谈话时间的30%至60%之间。目光闪烁，不敢或不愿或不屑正眼看人，或者长时间目不转睛盯着人看，都是不恰当且容易引起误解和反感的。②表情：用适当的沉默和思维跟随体现出对对方的鼓励和理解。③体姿：采用与对方相匹配的姿势，通常是面对说话者并略前倾，用心理感觉调节距离远近，决定是采用开放体姿还是封闭式体姿。④手势：对对话做出适当反应，如拍手表开心、应和，摆手表谦虚，竖拇指表赞赏等。如护士在患者说到痛苦之处时握住对方的手，朋友交谈说到开心处开怀大笑或互拍肩膀等。

（2）适时的插话　插话可以起到鼓励对方，打破冷场，连接对方的语脉，对交谈信息作逻辑性整理的作用。对方说话时，用表示语气的副语言来做润滑。如表认可的，"嗯""唔"，表惊异的"啊"，表同情的"唉"，笑声，感叹，适度的沉默等。

（3）尽量排除环境的负面干扰　环境对交谈的负面干扰体现在：①干扰信息传递过程，削减、歪曲信号。②影响交谈者的心境。因此，为提高倾听效果，首先应选择合适的谈话环境。护理工作者若想获得关于患者病状病史的详细信息，往往不能在有诸多患者及家属在场的大病房，而应在相对安静无人的环境。其次，要选择交谈的恰当时间。要尽量提前与对方预约时间，让对方有相对充足的时间和心境进行准备。以避免心理噪音对谈话结果的影响。如果条件不允许，无法主动选择环境，也要注意考虑到环境噪声、杂乱无章对倾听的影响，特别集中注意力。

（二）核实

核实是沟通过程中重要的反馈方法。是为了验证自己对内容的理解是否准确所采用的沟通策略。可运用以下技巧：

1. 重述　包括护士重述和请求患者重述两种。重复前面的谈话内容和所说的话，可以让患者听到你所讲的，也可起到鼓励和引导患者进一步阐明的作用，协助患者表达出他更加具体丰富的想法和感受。

2. 澄清　将一些模棱两可、含糊不清、不够完整的谈话陈述清楚，同时也可以试图得到更多的信息。可采用如下句式，如："我不完全理解您的话，您能否告诉我……""您的意思是说……"等。

3. 总结　用简单易懂的话，有条理地将对方所表达的意思重复一遍，以核实自己对沟通信息的把握。常用句式如："您帮我听一听，我对您刚谈的事情总结得对不对?"

（三）提问

在倾听过程中，紧随其话题提出问题，能让对方知道你很关注他的话。提问时要注意不要轻易打断别人的话语，扰乱对方的思路，要用委婉的过渡语，如"请允许我打断一下"或"让我插一句"，这样显得礼貌周到。另外，还要注意不要打破砂锅问到底或咄咄逼人，让人没有喘息的机会。提问的方式主要有两种：

1. 封闭式提问　将对方反应限制于特别的信息范畴之内，提问可以通过简单的问答或用是否、有无等来回答。如："今天你解小便了吗?""您这是第几次住院了?"等。其优点是节省时间、效率高，对方回答明确；缺点在不利于对方理解自己的情感和提供信息，同时也会抑制沟通，使谈话难以进行。

2. 开放式提问　这是一种对对方反应没有限定性的提问。通常以“如何”“怎样”开头。如：“你今天感觉如何？”“你想怎么处理这件事呢？”“你试过哪些方法？”交谈中要想得到更多的信息，就要使用开放式的提问。开放式的提问常作为鼓励患者暴露出个人思想和情感的主要方法，优点是帮助开放思路，完善思想，表示对听者的兴趣和尊重；缺点是耗时较多。

在沟通过程中，运用开放式提问还是封闭式提问，应具体情况具体分析。一般来说，了解患者情况时，运用开放式提问，而在核实或澄清患者的反应时，运用封闭式提问。所提问题应简明、通俗、易懂。不宜在一次提问中包含多个问题，也不能使用患者不懂的术语。

（四）阐释

阐释即阐述并解释。在护患交谈过程中，护士往往运用阐释技巧解答患者的各种疑问；解释某项护理操作的目的及注意事项；针对患者存在的健康问题提出建议和指导。阐释要注意：

1. 内容尽可能明确而具体，让患者形成全面的信息印象。
2. 语言要生动形象并通俗易懂。
3. 使用委婉的语气向患者阐释自己的观点和看法，使患者可选择接受、部分接受。

（五）移情

就是要有适切的同感心，从他人的角度感受、理解他人的感情。同感心以同情为基础，但不是简单的怜悯他人。所谓“同情”，在辞典里的解释是“对于别人的遭遇在感情上发生共鸣”。悲悯的情怀，看见别人遭受苦难时发自内心的感伤，是感情上的积极投入。一个人处于病痛折磨的情况下，非常需要护理人员的同情和理解。

但是，对困苦的同情也会有疲劳的时候。这是人性使然。第一次听见某家庭贫困、某人遭遇重病等，人们心中可能会无限同情；此类消息听久了也就可能变得逐渐淡漠起来。医院是个天天与病痛打交道的地方，身心的困苦、生命的无奈见得多了，所以，对于医护工作者就有可能不知不觉中变得淡漠起来。因此，我们更提倡对患者要有“适切的同感心”。同情心已主观地介入对方的感受、情绪，同感心则更能客观地意识到对方的痛苦感觉，理解他，但不会与对方的情绪纠缠在一起。一个患者的病痛，医生也许觉得算不了什么，因为他见到过的病痛比这严重多了，但对于患者来说，这就是他最大的痛苦。这时，医护人员要尽量避免麻木视之和机械操作。必须从患者的角度出发，设身处地为他着想，利用观察、语言表达和非语言的行为来了解患者的经验和感受，才能做到关心他，理解他，从而取得患者及家属在治疗上的积极配合。

（六）沉默

沉默是人际交往中的一种手段，它看似一种状态，实际蕴含着丰富的信息。沉默不是无话可说，它是人际沟通中主动运用的一种沟通技巧，就像乐谱上的休止符，运用得当，可以达到“无声胜有声”的效果。①沉默具有强调和调节功能。当对方出现分心时，可以用沉默引起对方注意。沉默可强化停顿前的问题。当交流的节奏不利于沟通的顺利进行时，用沉默调节交流的节奏；当自己或对方出现紧张、困惑、焦虑，或过分激动时，可以沉默一下，以调节双方心理。②沉默可以缓和气氛。有时交流双方可能产生分歧、误解，使沟通出现障碍。此时，可以适当地使用短暂的沉默，用“冷处理”的方式使气氛得以缓和，使双方理智地认识问题。同时也为双方摸清情况、理清思路、选择措词、观察反应赢得时间。③沉默用于暗示或表示一种态度，如工作中领导发现有几个员工每天都迟到，在不好直接说的情况下领导每天早来站在门口看着，几天后，没有一个同志迟到。④沉默用于惩罚。现实生活中，用沉默来惩罚对方的情况比比皆是。

五、避免谈话中的“雷区”

交谈不管是在语言的内容上还是表达的形式上，都有很多的讲究。要通过长期练习、及时反思改进，才能不断提高。在交谈中，有些谈话是被公认的“雷区”，大家一定要尽量避免：

（一）忌语言粗俗

不礼貌的语言，如粗话、脏话，一些显得低级下流的口头禅和“衬词”要忌。多用雅词，如谈到某人死了，可用“病故”“走了”等委婉的语言来表达；在议论某人（尤其是女士）长相时，可把“肥胖”改说成“丰满”或“福相”，“瘦”则用“苗条”或“清秀”代之。

（二）忌不看对象与场合

不同的人有不同的风俗习惯和语言习惯。如，广东人、香港人有喜“8”厌“4”的习惯，因此，在遇到非说“4”不可时，应用“两双”来代替。看场合，“到什么山唱什么歌”，如，参加婚礼时，应该祝新婚夫妇白头偕老；在探望患者时，则应说些宽慰的话，如“你的精神不错”，“你的气色比前几天好多了”等。

（三）忌枯燥无味

有一类人说话思想单调，没有观点，言语乏味，空洞无物，表现力差，平淡无奇。这样的谈话像白开水，难免会使听者失去耐心。

课堂互动

检查自己是否有以下不良交谈习惯：

1. 经常向人诉苦，包括个人经济、健康、工作情况，但对别人的问题却不予关心，从不感兴趣；
2. 唠唠叨叨，只谈论鸡毛小事，或不断重复一些肤浅的话题，及一无是处的见解；
3. 态度过分严肃，不苟言笑；
4. 言语单调，喜怒不形于色，情绪呆滞；
5. 缺乏投入感，悄然独立；
6. 反应过敏，语气浮夸粗俗；
7. 过分热衷于取得别人好感。

（四）忌空泛说教

有的人往往因为自己学历比别人高，年龄比别人大，地位比别人显赫，潜意识里就有一种优越感，觉得自己比别人有经验，比别人懂得多，因此往往在说话时带有说教的腔调，高高在上，目空一切，这样会使人产生抵触情绪。

（五）忌流言蜚语

有些人由于缺少健康、高尚的情操引导，往往爱关注无聊的琐事，爱探听别人的秘闻轶事。以此增加闲谈的资料，满足好奇心，还会把这些秘闻轶事添油加醋，传播出去。这样的说长道短是一种低级趣味，是交谈中必须摒弃的。

（六）忌自我为中心

这种人有两个表现，即自我吹嘘和自说自话。自我吹嘘者讲起话来有声有色，故事完整，波澜起伏。只是他讲的主题只有一个，即他自己。如果留意一下，几乎每句话都会出现一个“我”字，这个无限重复的“我”很容易让人产生浅薄和无知的印象。自说自话者往往认为自己所感兴趣的，一定也是他人感兴趣的。他们不管别人接受不接受，或对别人的话置若罔闻，自己说自己的。这样的结果，必是陷入“自我孤立”。

（七）忌言而不实

言而不实的人说话很少有个准数，要么与事实本身不符；要么说一套，做一套。有些时候，言而不实的人说的也不完全是假话，更多的时候是确有其事，只不过话从他嘴里出来就走了样了，或有夸大，或有虚构。人们对言而不实的人，一般只是姑且听听，并不完全相信。长此以往，极易失去别人的信任。

（八）忌语言刻薄

尖酸刻薄，时伴冷嘲热讽，不给人留情面。这类人常被形象地称为“刀子嘴”。这类人除提高自身修养外，说话之前要想想自己的话是否会伤害别人。言语刻薄将影响我们的交际效果，很难交到真心朋友。

（九）忌自作聪明

这类人特别爱说话，总认为自己的意见比谁的意见都好，爱到处表现，炫耀自己的本领。他总认为别人说得不好，考虑得不周，其实自己的意见也高明不到哪儿去。这样的人也是不讨人喜欢的。

（十）忌抬杠

咄咄逼人，攻击性特别强，无论别人怎么说，说什么，他总要拿出不同的或者相反的观点与别人对抗。得理不让人，无理争三分，这是不明智的举动。

第三节　演　讲

演讲也称演说，讲演。是指演讲者在特定的时间、环境中，借助有声语言和态势语言，面对大庭广众发表自己的见解，陈述自己的观点，倾注自己的感情，达到说服、影响、教育、感染他人的目的的语言实践活动。这是一种以有声语言为主，辅以主体形象、表演、时间、环境构成的综合的口语表达活动。

一、演讲的三要素

演讲的三要素指演讲者、听众、演讲内容，三者相辅相成，缺一不可。

（一）演讲者

演讲者是演讲活动的主体，通常情况下，演讲者总是以特定的身份进行演讲的。这种身份主要体现为职务、地位，同时也体现为年龄、文化、经历、性格、爱好、专长等。演讲者应该从自己的身份出发讲自己最有“资格”讲的话题。如专家学者的学术讲座，医务工作者的健康宣教，教师的课堂讲授，法官的法庭陈述，单位领导的大会动员。演讲者的身份制约着演讲的内容、形式、格调和语言，同时在无言之中影响着听众，产生着作用。

（二）听众

听众是演讲信息的主要接收者，他们往往具有角色的相对稳定性。如社会地位、学识、爱好、经历、年龄、职业等背景，同时，对所进行的演讲怀着角色预期。虽然每个人还会有各自不同的差异，但大家聚拢在一起倾听演讲总是有一定共性的。这个共性决定着演讲的内容和演讲方式的选择。

（三）演讲内容

演讲内容即演讲的主题，根据演讲的目的和演讲者的需要来决定。

二、演讲的特点

（一）鲜明的目的性

演讲可用来传递信息，说服听众，激励听众，也可用来娱乐大众。演讲者总是率先考虑在短暂集中的时间里要说些什么，达到什么目的，并以此来决定演讲的内容和技巧。

（二）强烈的感召力

演讲是一种面对面的宣传鼓动形式。演讲在古希腊被称为“诱动术”。一人讲，多人听，是其最主要的表现形式。特定的时间，环境，使成功的演讲不仅能准确地传递信息，而且对听众有极强的宣传鼓动作用。能在听众和演讲者之间产生强烈的心理共鸣，达到沟通感情、坚定信念、鼓舞士气的作用。

（三）丰富的艺术性

演讲运用多种综合的表达手段来影响听众，因此在内容的哲理化、语言的文学化、姿态的表演化等方面都十分讲究。因此，成功的演讲总是体现出丰富的艺术性。既具有演讲内容的现实教益，也是完美的视听享受。

三、演讲的常见类型

按不同分类标准，演讲有各种不同的分类。

（一）以演讲内容不同划分

1. 政论性演讲　它是针对国内外的政治问题与社会现实生活中出现的思想认识问题，进行分析、评论，阐明和宣传某种政治观点和主张的演讲。诸如世界上一些国家首脑的竞选演讲，就职演说；各党派团体或个人在政治性集会上的讲话以及为社会政治服务的各类主题演讲。

2. 学理性演讲　学理性演讲是指必须具有科学内容性质的演讲。如学术座谈会、学术讨论会、学术报告会上向听众发表学术研究成果、传授科学知识和学术见解的演讲。

3. 论辩性演讲　辩论双方围绕主题展开辩论以决胜负的一种演讲形式。如辩论赛。虽然不以辩真理为胜负尺度，但也以辩口才来决胜负。论辩性演讲中最有代表性的是法庭演讲。法庭辩论是演讲艺术中最古老的类型之一。

4. 教育演讲　教育演讲是以传授知识技能和培养习惯成自然为目的而进行的演讲。如教师的课堂演讲，它是学校师生教育教学过程中的一种讲授知识、交流思想、探讨学问和进行道德和素质教育的演讲。医务工作者对社区群众进行健康宣教也是典型的教育演讲。

5. *礼仪演讲* 礼仪演讲通常指在公众节日或国家、社团、个人重要仪式和庆典上进行的讲话，既包括欢乐、愉快的节庆演说、迎新演讲、联欢演说、开业演说、婚礼演说、祝寿演说、开幕词、闭幕词、祝酒词、颂词等；也包括悲伤、难过的悼词、祭词、纪念演说、告别演说等。

（二）以演讲前是否有准备划分

1. *命题演讲* 命题演讲是根据组织者事先规定的主题，在有准备的基础上，所作的主题突出、内容系统、结构完整、要求全面的演讲。它包括竞赛命题演讲、会议专题演讲和学术专题演讲三种类型。

2. *即兴演讲* 即兴演讲是指演讲者事前无准备，由于受某一环境、氛围或某一主题的诱发或应要求而临时发表的演讲。它包括政治生活、工作事务中的即兴演讲，比赛、答辩等现场的即兴演讲两种类型。

3. *论辩演讲* 论辩演讲是指对某一事物持有不同观点的双方，在同一个演讲环境中，所进行的以坚持本方观点、批驳对方观点为宗旨的演讲。这包括日常论辩演讲、专题论辩演讲、赛场论辩演讲三种类型。

四、演讲的基本要求

（一）以理服人

演讲的目的是向听众做宣传，并使他们心悦诚服地接受自己的见解主张。演讲时要用感人的事例、真实的材料、重要的数据、严密的推理、形象的描述、生动的比喻、巧妙的提问，以及悬念的设置、高潮的渲染，使听众产生鲜明的印象和强烈的共鸣。

> **课堂互动**
>
> 突然得知一位同学今天过生日，请你站上讲台，对他（她）说几句生日祝词。

（二）以情感人

演讲者不但要说实话，还要吐真情。以自己的热情之焰，点燃听众的情感之火，让听众与你同喜怒，共哀乐。好的演讲可以催人泪下，使人奋进，让人感到你主张的事不但应该去做，而且恨不得马上去做；你反对的事，不仅自己不该去做而且还想影响到别人也不要去做。

演讲的激情要贯穿整个演讲的始终，不能有丝毫的游离，要随时注意听众的情况及时调整内容和情感，以充分发挥演讲的鼓动作用。

（三）以声悦耳

演讲的声音应当动听悦耳，给人以听觉上的美感与愉悦。要做到语音清晰，语调自然，语句流畅，通俗易懂。声音要富于变化，根据内容和情感来安排声音的轻重、高低、长短、快慢，恰当地运用停顿、拖音、拟声等表现手段，使声情并茂，寓情于声，寓理于声。

（四）以形悦目

演讲演讲，不仅要“讲”，也要“演”。不是逢场作戏的虚假表演，而是发自内心的形象展示。演讲者要运用自己的仪表、风度、表情、动作来增强“讲”的感染力。

1. *服饰* 要美观大方，既要适合自己的年龄、职业、性格，又要与当时的时令季节、具体时间、环境气氛、演讲主题相一致。

2. 姿态　要自然得体。站立演讲一般采用自然式站法，不要以立正姿势，死板僵硬，也不要勾腰驼背，畏首畏尾；坐姿式演讲要自然端正，不要歪头斜肩，伸长脖颈，左右摇晃。

3. 动作　要和谐优美，演讲者的手势和必要的走动应该准确、精当，随着内容、情感的变化而变化。动作过少或单调的重复会显得毫无生气，动作过多又如同做戏，会冲淡内容甚至引起反感。一些下意识的动作如摸头发、掰手指、扯衣角、整衣领、捂嘴唇、眨眼睛、皱眉头、吸鼻子等要尽量避免。俗话说，眼睛是心灵的窗户，演讲中要用好这扇“窗户”，以眼传神，通过眼神袒露自己的所思、所感、所爱、所憎、所欲，使观众受到感染。

（五）以稳应变

临场心理因素对演讲的效果有极大的影响。初次登台的人常因怯场而脸红颈胀，嗓子发干，手足无措，熟记的内容一下忘得精光。这时不要仓促上阵，急于开讲，首先要稳定自己的情绪，调整自己的呼吸，调动起愉快自信的感受，目光扫视全场，不要直视听众的眼睛，以免走神。

演讲过程中也可能出现一些意外的情况如领导突然到场，部分听众骚动，忘词卡壳，误讲等。这时千万不要着急，要根据情况灵敏处理，比如稍作停顿、喝口水，或对内容作一些调整，或因时因境作一些语言上的补救。

五、演讲注意事项

（一）做好演讲前的准备

要做出一次成功的演讲，通常要经过演讲前的准备，上台演讲，有时还要准备演讲后的互动问答。而演讲前的准备是一切的基础。演讲前的准备主要包括确定论题、选定材料、理清结构、设计语言、选择适当辅助道具等。

1. 确定论题　演讲的论题首先要有实际意义。①要选择大多数人关心的热点问题，选择与他们的实际生活和思考有关的主题。这样听众才有兴趣去听。②论题要新颖，能给听众带来新的信息、新的知识、或新的思想观点，让听众产生耳目一新的感觉。③论题要集中，要有重点，围绕一个中心讲深讲透，不能面面俱到，也不能冗长、深奥、空泛。

2. 筛选材料　演讲的材料分两种，一种是从生活中观察、调查、体验所获得的直接材料，一种是从阅读、查阅书刊文献所获得的间接材料。所有这些材料，我们统称之为素材。只有充分占有素材，在演讲中才能左右逢源，游刃有余。占有材料以后，还要根据主题的需要将素材中最有代表性、最生动、最有说服力、最能吸引听众注意力的部分作为题材筛选出来，用在演讲中去。

3. 理清结构　理清结构最有效的办法就是列出结构提纲。对内容庞杂、材料众多、影响重大的演讲来说，列提纲尤其重要。它标明论题和其主要支持观点的逻辑关系，证明材料的先后顺序，每个材料的详略关系，材料间的点面结合关系。提纲可用条款式罗列，分成几个部分，如开场白、展示主题、展开正文、结尾等。每个部分之间应有机连接，并用号码标出每部分的关键词。如有必要，还可以写成具体的演讲稿。

4. 选择语言　演讲毕竟以有声语言作为主要表达手段。所以，语言的选择非常重要。词语的选择、句式的结构、修辞手法的使用，音高、音强、语调、语速、轻重音的处理，态势语的使用，都是这一阶段要充分考虑的。

5. 选用道具　可用作演讲的道具主要有：纸质的材料、报告、照片，电子设备展示的幻灯片、演示文稿和图表，多媒体控制的电影、电视、DV 录像片断，具体的实物或模型等。采用道具要注意，它只是用来补充、阐明或强化演讲内容的，不能喧宾夺主，损害了演讲的内容。

（二）克服上台演讲的紧张情绪

上台演讲难免紧张，特别是对初次登台者来说，因为没有经验，自信不足，往往怯场。演讲时紧张的心理会带来相应的生理变化：轻度的，心跳加快、呼吸急促、嗓子发干，颜面赤热；中度的，手脚发软、肌肉抖颤、有尿急感；重度的，可能当场晕倒。那么产生紧张情绪的原因有哪些，又怎么克服呢？

1. 太在意别人对自己的评价　这是造成怯场心理的最主要因素。现代心理学认为，在任何存在评价的场合中，人们一般很难发挥自己原有的水平。比如高考考生，往往越在乎考试分数越容易考试失分。在演讲过程中，最容易让演讲者产生怯场心理的是：①听众是地位高的人。②听众是陌生的人。③听众人数多。何况演讲时听众对演讲者的评价是一种单向的评价，你连申辩的机会都没有。因此，演讲最容易让演讲者感到“自我形象受威胁”，从而产生紧张。

其实不妨静下心来想一想，紧张能改变这种威胁吗？不能。只能形成更大的威胁。所以，以平常心演讲，把自己积极的情感和知识传达给听众就成功了。既然已经站上讲台了，我就做好我自己，至于别人的评价，随他去吧。

2. 准备不够充分，心里没有底　俗话说，不打无准备之仗。要备好内容，说有资格说的话，“以己之昏昏”，当然不能“使人昭昭”；要备好听众，以己之识，助彼之用；还要想办法提前熟悉演讲场地，熟悉可能用到的设备如电脑投影仪或者白板等，逐一地进行操作以免演讲时手忙脚乱。演讲家丹尼尔·韦伯德说：“如果没有准备就出现在听众面前，这和裸体没什么区别。”哪怕是即兴演讲，实际上也是以平时知识和技能的准备作支撑的。

3. 完美主义怕出错　有这种心理，演讲时往往不能完全放开。免不了边演讲边分神评价自己，感情游离。实际上，演讲也跟表演一样是一门“遗憾的艺术”，求完美是不现实的。有位演讲名家甚至风趣地说，演讲“完美”的“完”就是“完蛋”的“完”，图“完美”就“完蛋”。其实，这次的遗憾是为下次表现得更好。

第四节　有声语言综合能力训练

实训一　角色扮演

【内容】护士与一位因故错过发药的临床患者的交谈

【目的】让学生认识到交谈在护患沟通中的重要性

【时间】20 分钟

【步骤】

1. 同学们阅读案例准备。

2. 同学举手发表意见，谈对护士语言的分析。

3. 同学们设计新的合乎护士语言规范的对话语言。

4. 选两个学习小组，每组派代表两人上台扮演张护士和患者，做适当沟通的示范。

5. 同学评议，看哪个组的表演到位，语言设计恰当。

【准备】

（一）环境准备

以讲台作模拟护士工作站，整洁、安静。

（二）案例准备

患者乙：[走进来] 张护士，刚刚发药时我不在，我去厕所了。

张护士：[未抬头看患者，只顾干手头的事。] 你没看到我正忙着呢，等着！一会儿我给你送去。[自言自语：] 发药时间到处乱跑，真麻烦！

患者乙：[沉默片刻，转身回病房]

[此后，护士忙于写交班报告，转抄医嘱记录，完全忘了送药之事。]

患者乙：[再次来到护士工作站] 张护士，晚上的药怎么还不给我送去！

张护士：[不耐烦地] 等会儿，你没看见我忙到现在？[小声嘟囔] 真烦！添什么乱！

患者乙：我已经等了1个多小时了！你再忙，也不能耽误我吃药啊！

张护士：你说什么？谁耽误你吃药了？责任弄清楚，发药时间你为什么乱窜？

患者乙：我乱窜？你这小护士，怎么这么说话？……

[两人你一句，我一句，越吵越激烈]

分析重点提示：

1. 逻辑推演患者整个情绪变化的过程。

2. 护士的哪些语言不恰当？还有哪些非有声语言问题存在？

实训二 课堂演讲比赛

【内容】参加某三甲医院招聘会作应聘演讲

【目的】体会演讲的综合性表达特征，提高当众演讲能力

【时间】80分钟

【步骤】

1. 每个小组课前通过讨论决定一位组员代表参赛，大家出谋划策，怎么表现演讲稿的内容。

2. 班委课前请好评委，可以请相关老师，也可请学生处、团委的工作人员或非本班的学生会成员。

3. 设计好评分标准。

4. 按抽签顺序上台演讲。

5. 评委代表简短总结。

6. 宣布比赛结果。

7. 当堂颁奖。

附：评分标准

项目及满分	评分细目及满分值			实际得分
主题 30 分	主题鲜明，思想性强（15 分）	联系实际，贴近生活（9 分）	思维敏捷，逻辑性强（6 分）	
语言表达 30 分	普通话标准，语言优美，准确简明（15 分）	抑扬顿挫，铿锵有力（8 分）	表达流畅，口齿清晰（7 分）	
艺术表现 25 分	富有激情，感染力强（10 分）	精神饱满，表情自然（9 分）	肢体语言使用恰当（6 分）	
演讲效果 15 分	观众反应好（6 分）	气质、形象、着装（6 分）	时间掌握好（3 分）	
合计 100 分				

综合测试

1. 关于普通话的内涵，以下说法错误的一项是
   A. 以北京语音为标准音　　B. 以北方话为基础方言
   C. 北京人说的话　　D. 以典范的现代白话文著作为语法规范
   E. 中华人民共和国的国家通用语言
2. 以下器官中起咬字作用的器官是
   A. 肺、气管、胸腔、横膈肌　　B. 喉头、声带
   C. 唇、齿、舌、腭　　D. 腹腔、胸腔
   E. 胸腔、喉腔、咽腔、口腔、鼻腔、头腔
3. 以下不属于交谈特点的一项是
   A. 综合性　　B. 表达的单一性　　C. 随机性
   D. 口语化　　E. 配合大量非语言沟通方式
4. 关于小组交谈，以下正确的说法是
   A. 人数一般在 8 ~ 10 人为宜　　B. 人数一般不得超过 20 人　　C. 2 人最好
   D. 人数不限　　E. 人越少越好
5. 核实的方法不包括
   A. 阐明　　B. 复述　　C. 澄清　　D. 总结　　E. 改述
6. 在核实的过程中，将患者的一些模糊的、不完整或不明确的叙述弄清楚属于下面的哪一项
   A. 复述　　B. 改述　　C. 澄清　　D. 总结　　E. 叙述
7. 核实的内容不包括
   A. 仔细倾听　　B. 细心观察　　C. 尝试去了解
   D. 手势　　E. 通过语言询问
8. 关于语言沟通和非语言沟通，下列哪种说法是错误的
   A. 非语言信息可以强化语言信息的含义

B. 非语言信息往往比语言信息更可靠
C. 非语言信息比语言信息更能准确地表达一个人的思想
D. 语言沟通可以澄清非语言沟通的含义
E. 语言沟通和非语言沟通是相互联系的

9. 下列哪项不是治疗性会谈的计划和准备阶段的内容
A. 全面了解病人的情况　　B. 向病人介绍自己
C. 选择合适的会谈时间　　D. 确定会谈的内容
E. 准备好会谈的环境

10. 护士在社区工作中对街道的居民进行健康宣传属于以下演讲中的哪一种
A. 政论性演讲　　B. 学理性演讲　　C. 论辩性演讲
D. 教育演讲　　E. 礼仪演讲

（王　琳）

第四章　书面语言沟通

【学习目标】

掌握：书面语言沟通的概念，护理文书写作的常见缺陷和克服方法。

熟悉：书面语言沟通的特点和主要形式。

了解：护理书面语言沟通的作用、运用和训练。

第一节　书面语言沟通基础知识

书面语言沟通是以书面语言为沟通媒介进行的信息交流传递，它能更准确、丰富地表达情感和看法，是对有声语言沟通的文字标注，它突破了口头语言的局限性，是沟通从“可听性”向“可视性”的延伸和扩展。

一、书面语言沟通的特点

1. 规范性　口头语言沟通对象相对固定，人数较少，即使出现一些不规范的语言现象也妨碍不大；护理书面语言沟通中各种文书的接受对象广泛，且有较大差异，所以各类护理文书必须规范使用通用的格式，语法也要求正规，这是护理工作科学性的体现。否则会影响沟通的效率和护理目标的实现。

2. 准确性　口头语言沟通可以运用多种辅助手段，如声音、眼神、神态和动作等；书面语言沟通几乎全靠语言文字，因此一定要确切。尤其是护理书面语言沟通，直接关系到患者的生命健康和安全，因而各类护理文书的书写、记录一定要做到真实可靠、准确无误，不得含糊其辞、模棱两可，不能包含任何个人的猜测和臆造。

3. 科学性　口头语言沟通时说错话，可以随时补充、修正，而书面语言沟通是以文字书写来完成的，一般很难及时勘误。所以书面语言必须科学严谨，尽量减少疏漏和失误，修饰成分要恰当和严密。特别是写作护理学术论文一定要遵循科学性原则，不使用未经查实的数据或未经验证的材料，不轻易得出结论。

4. 长效性　书面语言沟通可以作为档案长期保存下来，其长效性是口头语言无法替代的。人类的历史主要是以书面语言形式记录、留传下来，供阅读者研究及论证的。同时，谈判、契约、打官司、签合同等各种重要的沟通往往都要采用书面语言的形式记录下来。

二、书面语言沟通的主要形式

书面语言沟通的信息发出者是写作者，接收者是阅读者，因此阅读和写作是书面语言沟通的两种主要形式。

1. 阅读　是指信息接收者通过阅读文字符号学习他人的知识和经验，理解他人的情感和意见，达到沟通的目的。阅读是理解书面语言最重要的形式。通过阅读病历、护理记录等护理文书，护士可以间接获得患者的病情资料，了解病情的发展变化，不断提高业务水平。

除阅读专业书籍外，护理人员还应广泛阅读相关学科书籍，掌握更多的护理相关知识及人文知识，提高自身综合素质，更好地为人类健康服务。

2. 书写　是指使用文字符号将信息发出者所要表达的情感、意见记录下来的过程。书写下来的文稿称为文书。它是根据工作需要而产生的具有相对固定格式的书面记录，是处理日常事务、互通信息、解决问题的一种行为方式。通过护理记录、论文等护理文书写作，护士可以把护理工作的内容记录下来，较好地起到沟通作用；也可以总结积累知识经验，不断提高自身素质和业务水平。

第二节　护理文书在护理工作中的运用

在护理工作中，护士与患者之间以及医护人员之间通过书面语言形式达成的沟通就是护理书面语言沟通。在护理过程中有其特殊作用，是护理工作不可缺少的沟通方式。护理文书是处理医疗纠纷的法律凭据，也是教学和科研的重要资料。它不但能反映护理人员的业务水平，也能反映医院的管理水平。

一、护理文书的作用

1. 档案作用　护理病历、记录等护理文书是医院和患者的重要档案资料，它记录了患者在就医期间疾病的诊断、治疗、护理等过程，是护理资料、信息贮存的重要内容。它可以作为档案材料和参考资料长期、准确、完整、清晰地保存下来，为护理学术研究积累、提供原始资料、统计数据，供相关人员阅读及研究。

2. 交流作用　这是书面语言沟通最本质的作用。护理文书作为人际沟通的工具，记录了患者诊断治疗、病情变化和护理的全过程。护士通过病室报告和临床护理记录等各种护理记录文书的书写，可以为不同班次的医护人员真实而及时地提供患者的基本资料，反映患者的全面情况，使全体医护人员能及时准确地了解患者的情况和需要；同时，护士阅读医生书写的病历和病程记录等医疗文书，可以全面掌握患者情况、执行医嘱并做好整体护理，增强医护间的合作与协调，从而保证医疗护理工作的连续性和完整性。

有学术研究价值、有典型意义的护理学术论文等书面资料，可以在更大范围内和更长时间内交流沟通，护理同行相互交流学习，实现信息的多向传递，促进护理事业的发展。

3. 教育作用　护理病历、记录等护理文书以及学术论文等资料，准确完整地反映了护理活动过程，因而是临床教学的理想教材，对于护理专业学生和年轻护士来说，是最好的、最生动的学习资料，从中可以学到许多在课本上学不到的实践经验。护理教学中，教师也可以从护理病历和护理学术论文中选取鲜明生动的临床教学实例，丰富教学内容，开阔学生视野，激发学生兴趣，使之尽快掌握理论知识和操作技能。

4. 评价作用　护理文书记录及护理学术论文不仅可以反映护士的护理质量，而且可以反映他们的专业能力和技术水平，因此既是考核护理人员工作业绩和专业水平的基本依据之一，也是评价医院服务质量和管理水平的重要依据之一。

5. 研究作用　标准、完整的护理文书记录科学准确地反映了患者病情和疾病的诊断、治疗、护理经过，为护理科研提供了丰富的临床资料，是科研的重要资料来源，具有重要的研究参考价值。

各种护理工作总结和经验介绍，特别是护理专业论文，是护理临床实践的总结成果，反映了护理专业发展的最新动态和护理科学研究的最新成果，是护理专业科学研究的基础性材料，具有十分重要的参考价值，对促进护理学术交流、推动护理科学发展起着重要作用。

6. 司法作用　护理文书反映了护理治疗的全过程，是临床医疗护理的原始记录，可以作为司法的证明文件，是为法律所认可的证据。尤其是在出现护患纠纷时，护理记录等原始护理文书资料就是医疗事故鉴定中审查医疗护理行为的客观证据。在现行医疗事故“举证责任倒置”模式下，患者有权复印医嘱、护理记录等病历相关资料，院方保存患者病历资料必须不少于 15 年。因而，医疗、护理文书的司法作用越来越重要。

二、护理文书的运用

根据内容和特点，护理文书可分为三种类型：

（一）宣传、管理应用文

1. 健康宣教资料　利用黑板报、宣传栏和健康手册为患者提供一些健康宣传资料和健康指导。语言通俗易懂，形式灵活多样，内容切合实际，具体生动，并且根据患者的病情及治疗护理的需要及时调整，为患者所接受。

2. 护理管理应用文　主要包括规章制度、护理工作计划、通知等形式，是各级护理管理工作者在处理公务中应用的文体，具有管理功能和专业特色，要求格式规范、表达准确，内容完整。

（二）护理文件

1. 体温单　体温单是护理病历的重要组成部分之一。护士为患者测量体温、脉搏、呼吸、血压及其他情况后，要按照规定的格式在体温单上记录下来，为医生诊断治疗提供基本信息以供参考。体温单的填写要求页面整齐、记录完整、规范准确、没有涂改、并签全名。

2. 医嘱单　医嘱单是医生根据患者的病情需要拟定的检查、治疗的书面嘱咐，由医护人员共同执行。医生将医嘱直接写在医嘱单上，由护士按医嘱种类分别转抄至执行单。它记录了为患者治疗的方案，是处理医疗纠纷的重要凭证。医嘱单的填写要求严肃认真、填写规范、没有涂改、并签全名。

3. 护理记录　护理记录是指护士根据病情和医嘱，对患者住院期间护理过程的客观记录。内容包括患者基本情况、病情动态、护理过程等。每周至少记录一次，要求文字简明扼要、内容主次分明、逻辑前后一致。

对危重、手术及特殊治疗的患者在住院期间病情动态及护理措施与效果，应根据相应专科的护理特点来客观记录。

4. 交班报告　交班报告是值班护士针对值班期间病区情况及患者病情变化等书写的工作记录和交班的主要依据。主要内容包括病区的出入院人数、重点观察对象的病情变化及医疗、护理的措施及效果等，要求时间明确、书写准确、内容完整、前后连贯、没有涂改。

（三）护理论文

护理论文是护理科研成果的一种表现形式，以说明和议论为主要表达方式，以护理学科为基础，以相关学科为理论指导，经过科研设计、观察、实验，取得一手资料，再经过归纳分析及必要的统计学处理而撰写成的护理科技学术文稿。要求以客观事实和数据为佐证，对护理问题深入分析研究，对其结果准确表达和阐述。

三、护理文书书写能力提高的途径

1. 勤于阅读　建设学习型社会，阅读成为我们获取知识、完善人格、提高技能的重要手段，也是提高书面语言沟通能力的有效途径。

信息时代的特点要求护理人才必须具有很强的信息搜集、分析和处理利用的能力。只有勤于阅读，不断获取理论知识，提高业务能力，并且掌握一定的写作方法和技巧，才能提高临床护理工作中的书面语言沟通能力。因此，勤于阅读，可以为护理工作者的终生发展奠定坚实的基础。“最是书香能致远，读书之乐乐无穷。”一个合格的护士一定要养成勤于阅读的习惯，既要阅读业务书籍、专业期刊、写作知识，也应广泛涉猎哲学、社会学、心理学等人文知识，博览群书，不断更新自己的知识结构，丰厚自己的知识储备，提高护理书面语言沟通能力。

课堂互动

谈一谈：提高护理文书书写能力，你有什么经验可以与同学们分享？

2. 勤于记录　在广泛阅读的基础上，还要注意知识材料的积累，学会查阅目录卡和文献检索的方法，做好摘录，勤于记笔记，以掌握大量的词汇，如医学术语等，建立自己的资料库，从“涉猎”到积累，把阅读所得储存起来。

要定期对阅读所得进行整理，并通过剪报、手抄报、资料卡片、摘录本、读书笔记等形式，对阅读内容进行梳理、归类、储存、吸收。

3. 勤于思考　思考是提高护理文书能力的关键环节。阅读是一个接收的过程，只有通过思考，对学到的知识进行归类、消化和吸收，才能沟通和建立各种知识之间的联系，把所学的知识变成自己的财富。护理记录、交班报告、护理论文等都要求对患者情况全面分析、准确判断后，才能记录和写作。只有把勤于阅读和勤于思考结合起来，努力把学习成果转化为科学的思维方法，才能从复杂的临床症状中作出准确的护理诊断，确定合理的护理目标和实用的护理计划。实践证明，只有勤于思考，才能学得更快，悟得更深，做得更好。护理应用文写作，从观察病情，搜集资料，到写出护理记录、报告或论文，每一步骤都需要勤于思考、善于思考，养成思考的习惯，才能有效提高护理书面语言沟通能力。

4. 勤于写作　经常练习、勤于写作是提高护理文书能力最有效的途径之一。学习和提高护理应用文的写作能力，唯一的途径就是勤于练习、熟能生巧。有材料写，没有材料强迫自己收集素材也要写，有所收获，有所发现，就动手写，功到自然成，写多了，就能培养问题意识，从别人熟视无睹的事物中发现写作素材，提高对社会现象和文献资料的敏锐度，书面语言沟通水平自然就会有所提高。

护士写作要循序渐进、由浅入深，首先练习写读书笔记，逐渐学会书写护理记录、交班报告等，最后把观察、实践、思考的成果以学术论文的形式展现出来。

第三节　护理文书写作常见的缺陷和克服方法

护理文书作为教学和科研的重要资料、处理医疗纠纷的法律凭据，有其特殊的重要作用。各种护理文书的内容格式都有其具体的规范要求，护理人员在工作中要有意识地防止和克服护理文书写作常见的缺陷。

一、护理文书写作的常见缺陷

1. 记录不准确　护理文书书写应当客观真实、表述准确。在护理文书记录中常常存在记录不准确、未量化、与实际不符、自相矛盾，信息明显错误等情况，如瞳孔3mm记录成“3cm”、三测单体温、脉搏、呼吸记录的时间不准确、医嘱处置时间与落实给患者使用时间的记录不对应、同一时间一人执行多项操作等。

其次是护理记录不客观、主观性描述的内容较多。例如：描述患者“气促”，而没有呼吸次数的记录，描述患者“高热”，而没有体温记录；再如“食欲佳、睡眠尚可、精神佳，体温正常、血压偏高、病情无特殊变化，生命体征稳定，主诉无不适”之类的套话。护理记录没有用数字表达出来，而仅仅是凭主观感觉描述或机械程序记录。

这样的记录由于缺乏准确性，没有真正的价值和作用，还容易导致医疗纠纷的发生。

2. 记录不完整　护理文书应当按照规定的内容书写完整、由本人签全名。由于部分护士工作责任心不强，加之护理任务重，护理文书书写内容多，与患者进行沟通了解病情的时间较短，在护理文书记录中常常存在记录内容不完整、有漏项的问题。如三测单体温、脉搏、呼吸未记录完整；物理降温后无记录；体重、大小便、血压漏记；医嘱漏执行者签名，或者由他人代签名而没有委托书。

3. 记录不及时　护理文书应该及时记录患者病情的动态变化及所采取的护理措施。由于部分护士缺乏随时记录的意识，加之护理任务重，导致护理记录缺乏及时性。如签名不及时，立即执行的医嘱不能显示出在15分钟内执行完毕，上午执行的医嘱下午签名等；医嘱处理不及时，上午开出的医嘱直到下午总查对时发现未执行；生命体征的监测记录不及时；对于临时性的病情变化、病情观察、采取的护理措施及护理效果只是机械地按照有关规定记录，导致护理记录不全或者未作记录。

4. 记录不一致　护理文书记录中，各项记录、各班次记录内容都应当保持前后一致。若记录不一致或者记录不符合逻辑，前后矛盾，则容易导致医患纠纷的发生。

由于护士收集、填写资料时缺乏系统性、连贯性和完整性，造成护理文书记录时间、内容上的不一致。

其次，由于医生和护士对患者病情判断的不一致，加之沟通少，导致医师、护士记录的不一致，如对患者主诉的描述有差异；在同一时间医生记录患者血压为120/80mmHg，护士记录为140/90mmHg；还有就是患者病情发生变化时，医生有记录，护士无记录或者记录不详细。

5. 重点不突出　护理文书在记录过程中应该抓住主要症状和特征。有些护理文书记录没有突出护理的专业特点，不能准确地描述护理行为、反映病情变化，对患者所实施的护理措施及效果的记录流于形式，没有突出重点，例如，一位肺心病患者的护理记录中，多处记录患者病情以及用药情况，而护士采取了哪些护理措施则只字未提。再如，一上呼吸道感染患儿，因发热伴腹泻入院。护理记录仅写“患儿神志清楚，精神差……”发热及腹泻等症状则无文字记录。这种记录反映不出患者的真实情况，甚至给人以错觉，延误对患者的抢救和治疗。

二、克服方法

1. 增强护理人员的责任意识和法律意识　护理人员的行为直接关系到患者的生命安危，因此，责任意识是护理人员必备的一项重要的基本素质。护士对工作具有高度的责任感才能全面、细致、准确、及时地观察患者的病情变化，才能写出科学、准确、完整、连贯的护理记录。

同时，护理人员还应该增强法律意识，学会自我保护。《最高人民法院关于民事诉讼证据的若干规定》中规定了“医疗行为举证责任倒置原则”。护理人员要认识到：即使在护理患者、抢救患者的过程中没有失误，但是由于护理记录书写的缺陷，在医疗纠纷中可能会承担本可以避免的法律责任。因此，护理人员要加强《医疗事故处理条例》《护士条例》及相关法律法规的学习，意识到护理记录在医疗纠纷举证中的重要作用，自觉养成按规章制度办事的习惯，对于新分来的护理人员尤其应该加强这方面的学习。

2. 加强和医生、患者的沟通与合作　为了保持医疗护理记录的一致性，负责护士与主管医师应该多交流、沟通以增强护士、医生和患者之间的相互信任。护士应掌握良好的沟通技巧，多巡视病房，加强与患者的沟通，深入了解并切实解决患者的需求，遇到患者不合作时应耐心解释，取得患者的信任，使患者能积极与医生、护士配合治疗；查对书写记录时不能只停留在病历上，而是应该观察、查看患者，以便发现与医嘱不符时及时沟通，保证各项护理记录的科学性、真实性和连贯性，防止差错事故的发生。加强护士、医生和患者之间的沟通与合作，增强彼此的信任和理解，能够使决策更加合理、给患者提供最佳的治疗。

3. 提高护理人员的基础理论和专业水平　加强基础理论知识、专业知识和人文知识的学习，加强护理质量评价标准及护理文书书写规范的学习，进一步提高护士的专业技术水平和综合素质，规范护理文书书写要求，使护士养成严谨的工作作风，及时、准确、科学、完整地做好护理记录，避免由于护理文书写作的缺陷而引发护患纠纷。

综合测试

1. 书面语言沟通主要应用于

A. 进行健康宣教　B. 安慰患者　C. 了解患者睡眠情况

D. 了解患者的饮食情况　E. 了解患者的排泄情况

2.《最高人民法院关于民事诉讼证据的若干规定》中“医疗行为举证责任倒置原则”这句话体现了护理书面语言沟通的

A. 交流作用　B. 教育作用　C. 评价作用

D. 研究作用　E. 司法作用

3. 护士没有认真对患者的呼吸进行测量，而是根据脉搏进行推算，不论患者情况怎样，三测单上的呼吸次数均记录为20次。该三测单的缺陷是

A. 记录不准确　B. 记录不完整　C. 记录不及时

D. 记录不一致　E. 重点不突出

4. 护士通过各种护理文书的书写使全体医护人员能及时准确地了解患者的情况和需要，体现了护理书面语言沟通的

A. 教育作用　B. 交流作用　C. 评价作用

D. 研究作用　E. 司法作用

5. 提高护理文书写作能力的最有效途径是

A. 勤于阅读　B. 勤于记录　C. 勤于思考

D. 勤于写作　E. 勤于积累

（肖　丹）

第五章　非语言沟通

【学习目标】

掌握：非语言沟通的含义、功能。非语言沟通的形式、对眼神、面部表情、身体语言、手势、人际距离等的理解及运用。沟通中要避免的体态。

熟悉：触摸的作用；人际距离的含义。

了解：非语言沟通的特点；面部表情的概念；触摸的分类；人际距离的概念及运用；服饰在沟通中的作用。

第一节　非语言沟通概述

非语言沟通是指以非自然语言为载体，如人的仪表、服饰、姿态、动作、神情等作为沟通媒介（载体）进行的信息传递。比如一个人痛哭流涕、捶胸顿足，以此来表示自己的难过与悲痛；相反，眉开眼笑、手舞足蹈，表示兴奋和快乐；再如宴席上主人频频举杯敬酒是对客人的尊敬与欢迎；久别的朋友相见时紧紧拥抱表示二人之间深厚的情谊。

一、非语言沟通的重要性

非语言行为，具有增强有声语言表达力和感染力的重要意义。

在医疗护理工作中，非语言交流显得更为重要。护士要善于观察和理解患者的非语言行为反应，可以从服务对象的面部表情和身体姿势等洞察他们的内心感受，获得真实的信息。在某些情况下，非语言交流是获得信息的唯一方法。如使用呼吸机的患者，不能用语言向医护人员表达他的担忧，而只能依靠表情姿势的交流来表达自己的感受。在新生儿病房，婴儿不会与护理人员进行语言交流，说出他们的需要，而有经验的护士常常可以从婴儿的表情、动作、特别是啼哭声调的高低、节奏的快慢、音量的大小，来判断患儿是否出现某些病情变化或有无生理需要。因此，非语言沟通是在护理工作中获取信息的重要途径。

二、非语言沟通的特点

非语言沟通在人际沟通中具有不可替代的特殊地位，这是由它自身的特点所决定的。非语言沟通主要有以下特点：

1. 广泛性　运用身体语言进行沟通，是人人具有的能力。心理学家研究发现，几个月的婴儿就具有了发现表情的线索，并对其作出恰当反应的能力。有人对6个月龄的婴儿进行过试验，发现当成人对他们微笑，对其表示接纳时，他们也会显示出微笑的接纳反应；而当成人对其表示气愤，显示拒绝的表情时，他们也有不愉快、拒绝或恐惧的表情。

2. 连续性　非语言行为可以使人保持不间断的沟通。日常生活中，语言的沟通是间断的，而身体语言的沟通则是一个不间断的过程。只要人们彼此在对方的感觉范围内，就总存在非语言的沟通。

3. 真实性　通常人们的交谈总是自主或不自主地伴随一些表情、动作的变化，就像影子与人相随一样，表情动作与语言相伴。著名心理学家弗洛伊德说："没有人能保守秘密，如果他的嘴保持沉默，他的手指尖却在喋喋不休地说着，他浑身的每一个毛孔都渗出对他的背叛。"体态语言往往比口头语言更为有效地反映人的内心情感，正因为如此，语言沟通永远不能代替非语言沟通。

4. 情境性　在不同的情境中，相同的非语言符号表示不同的含义。例如，在不同的情境下，流泪既可表达悲观、生气、委屈、仇恨的情感，也可以表达幸福、兴奋、感激、满足等情感。

三、非语言沟通的作用

1. 表达情感　非语言信号经常成为人们真情实感的流露，人们的喜怒哀乐都可以通过表情体态等形象地显示出来。在护理实践中，由于疾病的影响或碍于某些特定的环境，护士、患者不能采用其他沟通手段时，往往一个眼神、一个动作就能表达他们的内心状况。如护士握住分娩产妇的手就有安慰的含义；某患者两眼流泪，神经质地搓着双手，传递了他内心的焦虑和不安等。医师和护士也常常通过他们的表情动作传递他们的紧张、担忧、焦急、厌烦等情绪。非语言沟通是吐露情感的渠道，也是观察情感的门户。

2. 验证信息　医院陌生的环境和特殊的卫生设施，常使患者及其家属产生恐惧和不安，为减轻这种不安，他们会特别留心周围的信息，对医护人员的非语言行为特别敏感。尤其是当患者不能理解医护人员复杂的医学术语时，或者他们认为医师护士掩盖真实病情，或者由于医护人员工作太忙而没时间交谈时，他们往往把注意力集中在医护人员的非语言行为上。有时，患者或家属在进行语言沟通前，会更加仔细地观察医师护士的非语言行为，作为迅速获得信息的方法。因此，医护人员要重视自己的非语言行为对患者的影响。护士的表情体态、行为举止、服务态度、娴熟的技能等都比有声语言更具有影响力。同理，医护人员在观察患者时，也要注意其语言与非语言信号所表达的信息是否一致，以掌握患者真实的心理。如果一个患者说："我感觉很好。"但其动作表情却明显地表现出焦虑和烦躁不安，医护人员便应特别注意仔细观察，以免发生意外。

3. 调节互动　非语言沟通具有调节沟通各方的信息传递互动方式的作用。在医护人员与患者及其家属之间的沟通中，存在着大量的非语言暗示，如点头、皱眉、降低声音、靠近或远离对方等，所有这些都传递着一些不必开口或不便明说的信息，调节着双方的互动行为。

4. 显示关系　由于每个沟通都隐含着内容沟通和关系沟通，因此，每条信息总是由内容含义（说什么?）和关系含义（怎样说?）相结合而成的。内容含义的显示多用语言，关系含义的显示则较多地依靠非语言信号。例如，和蔼体贴的表情向患者传递了友好的相互关系，而一副生气的面孔和生硬的语调则向患者传递了冷漠和疏远的关系；护士靠近患者坐着，这种交谈方式显示了双方平等的关系；相反，说话时老师坐着，学生站着，显示了老师对学生的控制地位；护理人员开会时，围着会议桌坐着的，往往是年资高、职称高的老护士，年轻的护士和实习生常常坐在第二排，会议桌顶头的位置往往是留给主持人坐的。这种身份关系的显示，靠的也是非语言信号。总之，非语言沟通在维系医务人员与患者之间的良好关系中起着不可低估的作用。

四、护士非语言沟通的基本要求

1. *尊重患者* 即将患者置于平等的位置上，使处于疾病状态的患者保持心理平衡，不因疾病受到歧视，保持人的尊严。

2. *适度得体* 护士的举止、表情、外表等常常直接影响到患者对护士的信任程度，影响护患之间良好人际关系的建立。在护患沟通过程中，护士的姿态要落落大方，笑容要适度自然，举止要礼貌热情。

3. *因人而异* 在与患者的交往中，护士应根据患者的特点，采用不同的非语言沟通方式，以保证沟通的有效性。

第二节 非语言沟通的主要形式

非语言沟通的形式主要包括以下几种：

一、面部表情

（一）表情的特性

表情主要指通过面部的颜色、光泽、肌肉的收缩与舒展，纹路的变化，眼、眉、口、鼻的动作以及它们的综合运动所反映的人的心理活动和情感信息，面部表情具有以下特性：

1. *表情反映心理* 人的神态和表情是一个极为重要的非语言信息，是沟通交流中最丰富的源泉，其他身体语言无法与之相比。面部表情对人们所说的话起着解释、澄清、纠正和强化的作用，它能迅速、灵敏、充分地表达人类各种各样的情感，任何人际沟通都离不开表情。没有表情的语言就等于没有了灵魂，没有了感情。

2. *表情展示气质* 在人际交往中，气质优雅与否，通过表情往往可以得到较明确的反映。表情是修养的外露。人们正是通过“察言观色”去窥见、评价其素质、涵养的。比如，在人际交往时，双方谈话时间虽然较长，仍专注地倾听，并辅以点头、应诺、微笑等反应，绝不流露出厌烦的表情；当对方在交谈中出现失误时，绝不显现出讥笑的表情；当碰到不能接受的事情时，边微笑边摇头，委婉谢绝，绝不让人感到难堪等。因此，在人际交往中，要想塑造自己热情有礼、优雅得体的形象，就必须善于控制自己的表情。

3. *表情的掩饰性* 面部表情可以表现一个人真正的情绪，也可以与真实的情绪相矛盾，有时还可以掩饰某种真正的情绪。由于面部表情的多样化，其表达的意思有时很难判断。护士不仅要善于从患者的面部表情收集信息，还要意识到自己面部表情的重要性，注意控制那些容易引起误解或影响护患关系的面部表情，如皱眉，撇嘴角等。

（二）微笑

在人与人的沟通活动中，最富有魅力和最有价值的面部表情莫过于微笑了。微笑的基本特点是：不发声、不露齿，肌肉放松，嘴角两端向上略微翘起，面含笑意，亲切自然，最重要的是要出自内心，发自肺腑。坦诚的微笑是良好人际交往的开始，运用不出声的微笑来传递交流双方的信息与情感，常能融洽双方感情，达到心灵沟通的目的。微笑不仅是与人打招呼的无声语言，也是婉转拒绝的有效方法。

护士的面部表情要因情况而灵活运用。一般情况下微笑具有很强的感染力，能有效地缩短双方的距离，给对方留下美好的心理感受，从而形成融洽的交往氛围。但是在医疗护理工作中针对不同场合、不同情景应区别对待。如护士与新患者和病情轻的患者打交道时应注意面带微笑，说话要慢，要轻柔，不要有过多的手势；在焦虑患者面前，表情轻松自如、大方；在痛苦不堪的患者面前，表现出温和、慈祥、同情；在抢救危重患者时，话语不宜过多，动作要轻、快、稳，以求尽快减轻患者的痛苦，面部表情要专注，不应微笑。患者痛苦时可皱皱眉头，以示同情，增加患者的心理安慰。患者会时常仔细观察护士的面部表情，因此，护士应尽力控制一些会给患者造成伤害的表情，如厌恶、敌意等。

二、眼神和目光

眼睛素被人称作“心灵的窗户”，它直接反映人的思想、情绪。不同的目光可以实现各种情感的交流。因此，护士在接诊时应热情、主动，以微笑的面容、平静的目光注视患者，倾听患者述说，并表示同情、关心，使患者产生温暖、安全、亲切感，并能平静地接受治疗。如车祸患者恐惧心理尤为突出，护士镇定的目光是消除其不良情绪的一剂良药。

（一）目光的作用

1. *表达心绪*　在人际沟通过程中，目光交流可以反映交流双方的内心意向。在医疗护理工作中，护理人员与患者的适度的目光交流可以产生许多积极的效应。如护理人员温和的目光可以使新入院的患者消除顾虑；镇定的目光可以给处于焦虑中的患者带去安全感；亲切的目光可使孤独的患者感受到温暖；鼓励的目光可以使因饱受疾患痛苦而丧失抗争信心的患者重建自信与勇气等。

> **课堂互动**
>
> 如果患者到分诊台问某科方位，护士连眼皮也没抬就伸出手向某处指了指，患者会有什么想法？

2. *促进有效沟通*　目光接触是最重要的体语沟通方式之一，其他的体语沟通也与目光接触有关。一方面，沟通中需要能准确地观察他人目光的微妙变化，因为眼神对语言进行强调和补充，反映丰富的内心世界和情感。另一方面，还要学会恰到好处地运用目光。如果能够准确把握对方眼神的变化，同时又能巧妙地运用自己的眼神，一定会使沟通畅通而有效，彼此之间还能增加信任。

3. *显示关系*　目光注视能传达人际关系的状况。它不仅可以表明人际关系的亲疏程度，也能表达人际间支配与被支配的地位关系。一般说来，相互关系越亲密，所能接受的目光相互作用水平也越高。舞场上的情人可以保持经常的长时间的目光接触，而其他关系则不可；对于陌生人，你只能与对方保持一个短暂的目光交流，如果你试图捕捉别人的目光，并试图长时间地凝视，则意味着对别人的侵犯。

（二）目光的运用

恰到好处地运用目光是一种很高的艺术。护士在运用目光时要注意以下几点：

1. 注意目光接触的向度　是指交往要注意目光的方向部位。在一般情况下，与他人相处时，不宜注视对方的头顶、大腿。对异性而言，尤其不应注视其胸部、裆部、腿部。交往时最好将目光落在对方眼以下、领以上的区域，把目光放虚一些，不要将目光聚焦于对方的眼睛或脸上的某个部位，让眼睛的余光看到对方眼睛即可。

2. 注意目光接触的角度　在人际交往中，要注意目光接触的水平。一般来说，正视表示理性、平等、无畏；仰视表示尊敬、期待；俯视表示自信、权威。

护患交流时最理想的是双方的眼睛在同一水平上，这样可以体现一种平等关系，也能表示出护士对患者的尊重，避免向下看患者，给人一种居高临下的感觉。

3. 注意目光接触的长度　即注意目光停留时间的长短。M·阿主导尔和R·英汉1972年的研究表明，在各种注视情况中，相互对视约占31%，总的注视约占61%，注视的平均时间约为3s，但相互注视的时间仅为1s。延续时间过长的注视就变为凝视。长时间的目光接触能引起生理和情绪的紧张。凝视往往含有敌意，多数人会避开这种接触，以示退让，有些人则倾向于以眼还眼。凝视有时也可以表示困苦求助。

三、姿势

在人际交往中，无论举手投足、站立坐停、行走活动，都会在一定程度上透露人的内心活动、情绪状态、健康状况。姿态同面部表情一样会因我们的情绪而变化，护士可以通过观察患者的姿势和步态来收集有用的信息，它虽不能作为诊断和分析的唯一依据，但可以为护士提供与患者健康有关的一些重要线索。

（一）姿势的主要类别

姿势指人体在空间活动、变化的样式。人在活动的时候，身体就会有变化，产生各种各样的姿势。姿势是人体非语言沟通的重要构成部分。姿势的主要类别有：

1. 静态的姿势　人的静态姿势主要有立、坐、蹲、卧等姿态，其中，立姿和坐姿在护理人际沟通中占有较重要的地位。

2. 动态的姿势　人的动态的姿势即平常说的“动作”，主要有走姿，头、手、腿、脚的姿态以及人的躯体各部分的姿态。其中，走姿和手势在护理人际交往中占有较重要地位。

（二）护士姿势的基本要求

中国古代就很重视人的姿态，主张“立如松，坐如钟，卧如弓，行如风”。在护理人员的人际交往中，对姿势的基本要求是：秀雅合适、端庄稳重、自然得体、优美大方。

1. 立姿　立姿指的是人在站立时所呈现出的姿态，是人最基本的姿势，同时也是其他一切姿势的基础。

（1）护士的立姿　护士的站姿应该体现出护士的稳重、端庄、礼貌、挺拔、有教养，显示出一种亭亭玉立的静态美。这是培养优美仪态的起点，也是发展不同质感动态美的基础。

（2）禁忌的立姿　①身体不够端正：站立时东倒西歪，斜肩、勾背、凹胸、凸腹、屈膝，或两腿交叉，懒洋洋地倚靠在病榻、床柜、病床等支撑物上，双手插在口袋里，或交叉于胸前，给人一种敷衍、轻蔑、傲慢、漫不经心，懒散懈怠的感觉。②手脚随意乱动：站立时，双手下意识地做些小动作，如摆弄衣角辫梢、圆珠笔，咬手指甲，用脚尖乱点乱画等。这些动作不但显得拘谨小气，给人以缺乏信心和经验之感，而且也有失仪表的庄重。

2. 坐姿　人在坐下时，由于臀部着物，身体重心下降，减轻了两腿的支撑负担，并使身体其他部位的姿态发生变化，容易使人产生懈怠，而影响自己的姿态。因此，坐下时的姿态更须注意。

“坐如钟”是指人的坐姿要像钟那样端直，当然这里的端直主要指躯干的端直。优美的坐姿让人觉得安详舒适，这是体态美的重要内容。

3. 行姿　行姿即走姿，指人在行走的过程中所形成的姿势。与其他姿势不同的是，它自始至终都处于动态之中，所体现的是护士的动态之美和精神风貌。“行如风”是指人行走时，如风行水上，有一种轻快自然的美。正确而富有魅力的行走姿势，就像一首动人的抒情诗，给人以美感，并能激发联想。

四、手势

手势又叫手姿，是指人的两手及手臂所做的动作。其中双手的动作是其核心所在，它既可以是静态的也可以是动态的。

（一）手势的作用

如果说眼睛是心灵的窗户，那么手就是人心灵的触角和指向。据现代心理学家的研究，人的感情信息有一半以上是凭借人体的外部动作来传递的，其中主要是手的动作。

手势在表达思想和感情方面起了非常重要的作用，在语言沟通进行中，可以用来强调、加强或澄清某些语言信息，如说“欢迎”的同时伸出手作握手状或请坐的手势，能让人感到热情轻松。又如两手合掌，把头倚在手背上，紧闭双眼表示我累了要睡觉；用手拍拍胃部表示我吃饱了；手呈端杯状，作饮水动作表示我渴了；竖起大拇指表示夸奖。在语言不通的情况下，手势几乎成了主要的交流沟通方式。

（二）手势的分类

1. 表达情感的手势　奥地利作家茨威格说“在泄露感情的隐私上，手的表现是最无顾忌的。”如招手表示致意，挥手表示告别，握手表示问好，摆手表示拒绝，搓手表示期待等。

2. 表达象征的手势　主要表达较为复杂的情感和抽象的概念，有特定的所指，也带有普遍性。如：“0”形手势，也称为“OK”手势。即拇指和食指形成圆圈，其他手指略成弯曲状。它的含义在讲英语的国家是“OK”，表示“高兴”“赞扬”“顺利”“了不起”。

3. 表达指示的手势　用以指明谈论的具体对象，如指明不同的人称、方位、数目和事物等。指示手势只适用于在谈话时视力可及的范围，如在场的人或物有时虽然距离较远，但也能看见大致的方向或轮廓。如向患者或患者家属介绍病区环境，指示与住院有关的区域时。一般的礼貌常识是不应该总用手指指点点的，假如说话的语气重，就更失礼了，甚至会发生不该发生的矛盾。

4. 表达象形的手势　通过比画事物的形状特点，引起听众注意，使其有一个具体而明确的印象。如用手比画物品的大小，手臂伸展比画长短、高低等。象形手势语在表达过程中会自觉不自觉地含有夸张的意味，以便烘托气氛，增强感染力。

五、体触

> **课堂互动**
>
> 用不同的手势表达出不同的思想和情感。方式：一个学生演示，一个学生解读，其余学生进行评判。

体触是非语言沟通的特殊形式，包括抚摸、握手、依偎、搀扶、拥抱等，其所传递的不同信息，是其他沟通形式所不能取代的。

（一）体触的作用

1. 体触有利于个体生长发育　科学研究表明，体触在人类的成长中起着重要作用。心理学家还发现，常在亲人怀抱中的婴幼儿，能意识到同亲人紧密相连的安全感，因而啼哭少、睡眠好、体重增加快、抵抗力较强，学步、说话、智力发育也明显提前；相反，如果缺少或剥夺这种皮肤感觉上的“温饱”，让孩子长期处于“皮肤饥饿”状态，则会引起孩子食欲缺乏、智力迟缓，以及行为异常，如咬手指、啃玩具、哭闹不安，甚至将头和身体乱碰乱撞。就是较大的孩子也很喜欢把自己的身体依偎着亲人，喜欢亲人抚摸他们的手和头。因此可以说，早期的和不断的触觉感受对儿童的智力发展及人格成长有一定的影响。

2. 体触有利于密切人际关系　科学家帕斯曼等人通过严格的实验研究发现，人不仅对舒适的抚摸感到愉快，而且会对体触对象产生情感依恋。我们仔细观察一下自己或周围的孩子就会发现，孩子与谁的身体接触最多，对谁的情感依恋就最强烈、最深刻。

3. 体触可传递信息

（1）表示亲近　关系密切多年未见的好友不期而遇，两手紧紧相握，将激动与兴奋溢于言表；两国元首之间的会见，相互拥抱以示友好；两位好朋友一同逛商店，相互挽着胳膊或相互拉着手，都表示亲近的关系。

（2）表示关怀或服务　医生护士在为患者体检时的体触，属于医源性人体接触，是职业需要，也是一种关怀。

（3）表明爱意　母亲抚摸小宝宝，贴贴脸，摸摸小脚丫，拍拍屁股等表明一种亲肤需要，同时也体现了浓浓的爱意；两位恋人，当关系发展到一定程度时手拉手、亲吻；夫妻之间的亲密接触都表达了一种男女之间的爱意。

（二）护理专业性体触的分类

体触是评估和诊断健康问题的重要工具，如患者诉说腹痛腹胀，护士轻轻触摸患者的腹部；体触又是心理支持的重要方法，体触可以表达关心、理解、体贴、安慰。美国护理专家将护理专业性体触分为三种形式：常规性体触、关爱性体触、保护性体触。

1. 常规性体触　是完成护理工作必需的身体接触。如为患者测血压或进行皮肤护理，搀扶患者步行等；另一种被护理人员广为应用的体触形式——按摩，被美国按摩协会称为手上功夫，主要用于缓解患者的肌肉僵硬等情况。

2. 关爱性体触　表示职业的关切的体触。如护士用手轻触高热患者的额头，用手轻握焦虑害怕的患者，可使他们减少恐惧，情绪稳定；抚摸、拥抱烦躁、啼哭的婴幼儿，可使他们安静下来，并能促进身心发育等。关爱性体触加强了人与人之间的感情，给予服务对象心理上的安慰和精神上的支持，表达了关心和同情的职业情感，是一种无声的抚慰，有时这种体触会起到比语言更大的作用。

3. 保护性体触　是一种在身体和心理上同时保护患者的接触，包括使用约束，用来舒缓患者的紧张、保持精力、减轻心理痛苦。其特殊意义在于能使患者放松、增强精神药物的效力，主要用于意识不清和有精神障碍的老年患者。

（三）体触在护理工作中的应用

体触有正反应，也有负反应。不同的人对体触有不同的反应。应用时要考虑性别、年龄、社会文化背景、双方的关系、当时的情况及体触的形式等多种影响因素。

1. 根据不同情景采用不同的体触形式　如一位母亲刚被告知其儿子在车祸中受重伤正在抢救，此时，护士紧紧握住她的双手，或将手放在其手臂上，可收到较好的反应；如果患者正在为某事恼火甚至发怒，此时去抚摸她，便会引起反感，不会有好的反应。只有采取与环境场合协调的体触，才有可能得到积极的结果。

2. 根据患者特点采取其易于接受的体触形式　从中国的传统习惯来看，女性与女性之间的抚摸比较容易取得好感。因此，女护士与女患者之间沟通时伴随轻轻抚摸可以表示关切和亲密，效果较好。对于异性患者的体触则应持慎重态度。一般来说，年轻女护士与老年男性患者沟通时，抚摸老人的手背或手臂，可以使患者获得亲密感和舒适感。但老年女护士则不应对年龄相仿的男性患者施以抚摸，以免引起反感。

3. 根据沟通双方关系的程度选择合适的体触方式　一般的社交场合，双方关系很浅，可以礼节性地握一下手；双方关系较亲密，可轻轻拍一下对方的手背或肩膀；如关系更深一层，可将手在对方的身体上稍作停留。总之，护士在如何运用体触的问题上应保持敏感和谨慎，在选择体触形式时，应避免选择那些比对方所期望的更具亲密性的形式，即沟通双方对于体触形式所显示的有关信息应基本保持一致，否则便会造成对方的反感和误解。一旦发现体触效果不佳或有所误解时，应立即调整，或结合语言交流来加以弥补或纠正。

六、人际空间

我们每个人都生活在一个无形的空间范围内，这个空间范围圈就是他感到必须与他人保持间隔的范围，它向一个人提供了自由感、安全感和控制感。

（一）人际空间的含义

人际空间亦称人际距离、界域语、空间效应，是沟通双方通过个人空间位置和距离传情达意的体态语。近年来，人类学家研究表明，人类和动物一样，也需要保持自己的领域。在人际沟通中，当你侵犯或突破另一个人的“生物安全圈”时，对方就会厌烦、不安甚至引起恼怒。

（二）人际空间的范围

空间范围圈的大小，取决于不同的民族和文化传统以及不同的场合。美国心理学家霍尔（Hall）1959年在其经典著作《无声的语言》一书中，将人际沟通中关于人际空间的应用划分为以下四种：

1. 亲密距离　交流双方距离小于50cm。一般只有感情非常亲密的双方才会允许彼此进入这个距离。在此距离谈话常是低声的，或者是耳语，话题往往非常私人性，而且也包括身体接触。因此这是一种知心密友、父母与子女之间或夫妻、情人关系之间的距离。如果不具备这种关系的人无缘无故进入这种距离，便会造成对“个人空间的侵犯”会使人十分不快。

在医疗护理工作中，某些护理操作必须进入亲密距离方能进行，如护理查体、口腔护理、皮肤护理等。此时应向患者解释或说明，使患者有所准备并配合，避免患者产生紧张不安或不适感。

在医院的环境设计中，也应考虑到患者的空间需要，否则，患者在原本陌生的环境中不能建立或保护自己的个人空间，心理压力会大大增加。比如，病房的床位如紧挨在一起摆放，互不相识的患者坐在床边时脚碰脚，躺在床上时也会被另一个人的呼吸声扰得不能安睡；而当两个人目光相遇时，发现自己与别人挨得这么近躺着时，浑身会有说不出的不自在。合理的做法应该是，尽可能利用病房的空间，增加两张病床的距离。

2. 个人距离　指交流双方距离为0.5～1.2m。这也是比较亲近的交谈距离，适用于亲朋好友之间的交谈。在医疗护理工作中，护患交流了解病情或向患者解释某项操作时，常采用这个距离，以表示关切、爱护，也便于患者能听得更清楚。这种距离使护患双方都感到自然舒适，又不至于产生某种程度的亲密感，所以，个人距离是护患交流的理想距离。

3. 社会距离　指交流双方距离为1.3～4m。这是正式社交或公务活动中常用的距离。此时双方已从握手的距离拉开，唯一的接触是目光的接触。说话的音量中等或略响，以使对方听清楚为宜。

在医疗护理工作中，医护人员站在病房门口与患者说话或交代某事时，在查房中站着与患者对话时，常用此距离。医护人员一起工作时，如讨论病案，交接班，也常用此距离。

4. 公众距离　指交流双方距离在4m以外。这是人们在较大的公共场合常保持的距离，常出现在作报告、发表学术演讲等场合。此时，一人面对多人讲话，声音响亮，非语言行为如手势、姿态也比较夸张。距离的加大使人们已不能用正常的说话语调来进行个人性质的谈话，同时也使视觉的精确性下降，因此这个距离不适合进行个人交谈沟通。

（三）人际空间的调节

在人际交往中，要根据不同情况调节与沟通对象的距离。

1. 根据交往对象调节　由于交往的对象不同，人与人之间距离也不一样。对自己的长辈，要主动亲近，距离可以缩短些，表示尊敬、亲切、体贴。对老朋友也可以亲近一些。在护理工作中，对获得性免疫缺陷病（艾滋病）、肝炎等传染病患者，由于他们对自己的病情不了解，心理上感到压抑，护士与他们交谈时，千万不要把距离拉得太远，以免加重他们的心理负担；对儿童和孤独老年患者，缩短交谈距离有利于情感沟通；对有些敏感患者、异性患者，沟通层次较低的患者，人际距离应适当远些，给对方以足够的空间，否则对方会有不安全感。

2. 根据交际场合调节　在公共场合，一般情况下，私人空间要服从公共空间。有一段时间报纸上经常批评一些青年人在公共场所的不文明行为。有些青年在候车室或公园独占一条长椅，躺下睡觉，影响他人。这就是私人空间过多地占用了公共空间。在公共汽车上，心理空间的调节可以避免不必要的纠纷。另外，在公共场合下，别人在谈话时，不宜靠得太近，否则会引起他人不快。

3. 根据交际内容调节　一般来说，比较严肃的内容，人际距离要大些，比较轻松的内容，人际距离可以小些。比如开大会，台上台下要保持一段距离，可是自由活动时，距离可以缩短。如谈话内容有相当的隐秘性，则距离更近。在护理工作中，有时会遇到一些非常信赖你的患者或家属，说话时特别贴近你，这种超过一般个人距离的举动也许会让护士感到不适，但此时护士要考虑到这可能是不同地域或不同文化背景造成的，或许对方有不便大声说的话想对你说，因此，护士不可作出厌恶的表示，可以巧妙地调整这个距离，比如给他安排一个合适的椅子，请他坐下来慢慢谈。

生活是丰富多彩的，人与人的关系也是极为复杂的，不可能有统一固定的标准，在社会交际中，我们要善于因人、因地、因事适当加以调整。

七、倾听与沉默

专注的倾听和必要的沉默虽然无声，但也体现了丰富意蕴。

（一）倾听

倾听，是指全神贯注地接收和感受对方在交谈时发出的全部信息（包括语言的和非语言的），并作出全面的了解，也就是说，倾听除了听取对方说话的声音并理解其内容外，还必须注意其声调、表情、体态等非语言行为传递的信息，即通过听其言、观其行而获得全面信息。有研究表明，在日常工作和生活中，人们一般80%的时间用于听，20%的时间用于说。说话者从对方的倾听中感受到被尊重和友善，因此，倾听有利于建立良好的沟通关系。

（二）沉默

沉默是人际交往中的一种手段，实际蕴含着丰富的信息。沉默不是不知所言或无话可说，它是人际沟通中主动运用的一种沟通技巧，就像乐谱上的休止符，运用得当，则含义无穷。

沉默具有强调和调节功能。当对方出现分心时，可以用沉默引起对方注意；还可强化停顿前的问题；当交流的节奏不利于沟通的顺利进行时，用沉默调节交流的节奏；当自己或对方出现紧张、困惑、焦虑，或过分激动时，可以沉默一下，以调节双方心理。沉默可以缓和气氛。有时，交流双方可能产生分歧、误解，使沟通出现障碍。此时，可以适当地使用短暂的沉默，用“冷处理”的方式使气氛得以缓和，使双方理智地认识问题。同时也为双方摸清情况、理清思路、选择措辞、观察反应赢得时间。相反，那种大声的斥责、严厉的批评、粗暴的干涉，则有可能激化矛盾。沉默能表达丰富的感情。人的情感非常复杂，有时难以用任何语言和行动来表达，此时用沉默反而能将复杂、微妙的情绪情感及内心变化表现得淋漓尽致，真可谓“此时无声胜有声”。

沉默用于暗示或表示一种态度。如：工作中领导发现有几个同志每天都迟到，在不好直接说的情况下领导每天早来站在门口看着，几天后，没有一个同志迟到。有时对某些问题，内心虽然不赞同对方意见，但又不好当面驳斥，此时用沉默来表明自己的观点、态度和立场，既坚持了自己的看法，又不会伤害对方。

在使用沉默时要注意适时、适量，不能过分，不可不分场合、故作高深而滥用沉默。要正确理解它和语言的关系，与语言相辅相成。不能出现长时间的不合时宜的沉默，否则，会使沟通出现障碍甚至陷入困境。在使用“沉默”技巧的同时，注意辅之以姿态语言，如表情、目光、动作、手势等，以强化其暗示功能。

第三节 沟通礼仪

沟通礼仪是人们在社会交往场合中形成的，并被大多数人所认同的交往准则和规范。沟通礼仪受历史、文化、宗教、时尚等因素的影响，是一种极其丰富的文化现象。

对于护理人员个人来说，礼仪是思想水平、文化修养、交际能力的外在表现；从人际沟通的角度来看，也可以说是一种交往方式或交际方法。学习必要的礼仪常识，有助于促进护士的社会交往，改善护理人员的人际关系。

一、礼仪概述

（一）礼仪的概念

礼仪是在人际交往过程中得到共同认可的行为规范和准则，是对礼貌、礼节、仪表、仪式等具体形式的统称。

1. 礼貌　是人与人在接触交往中，相互表示敬重和友好的行为规范，是文明行为的最起码要求。

2. 礼节　是人们在社会交往中表现尊重、祝贺、哀悼等的惯用形式，是礼貌在语言、行为、仪态等方面的具体表现形式。

3. 仪表　指人的外表姿容，包括人的服饰、仪容、姿态、风度。

4. 仪式　在较为庄重的场合为表示敬意或隆重，举行具有专门程序的规范化活动，如各种会议、项目的开幕式或闭幕式、颁奖仪式等。

礼仪的完整含义包括四个方面：第一，礼仪是一种行为准则或规范，第二，礼仪受文化传统、风俗习惯、宗教信仰以及时代潮流的直接影响；第三，礼仪是个人学识修养、品质的外在表现；第四，礼仪的目的是通过社交各方的相互尊重，达到人际关系的和谐状态。

（二）礼仪的原则

1. 遵守原则　在交际活动中，每一位参与者都必须自觉、自愿地遵守礼仪规则，以礼仪规范自己的言行举止。

2. 自律原则　礼仪规范由“对待他人的做法”和“对待自己的要求”两部分组成，其中最重要的就是对自我的要求，即运用中需要重视自我要求、自我约束，自我控制、自我检点、自我反省，对待个人的要求是礼仪的基础和出发点。

3. 敬人原则　要求人们在交际活动中，对交往对象既要互谦互让、互尊互敬、友好相待、和睦共处，更要将对交往对象的重视、恭敬、友好置于首位，要做到敬人之心长存不可伤害他人尊严，更不能侮辱他人人格。

4. 宽容原则　即在交往活动中，不仅要严于律己，更要宽以待人，多理解、体谅、容忍他人，而不要求全责备，过分苛求、咄咄逼人。不必强求他人与自己完全保持一致，也不能用一个标准去要求所有的人。

5. 平等原则　平等是礼仪的核心，对人应以诚相待，一视同仁，给予同等礼遇，不因交往对象之间的年龄、性别、种族、职业、地位、财富以及与自己关系亲疏等方面的不同，厚此薄彼、区别对待。

6. 从俗原则　在人际交往中，往往因国情、民俗、文化背景等差异导致礼仪要求的不同，礼仪交往要求人们尊重对方、入乡随俗，而不要妄自尊大、自以为是，或简单地否定其他民族和国家的习俗。

7. 真诚原则　真诚是人与人相处的基本态度，是一个人外在行为与内在道德的统一。真诚原则要求人们在运用礼仪时，务必以诚待人、表里如一、言行一致，不得口是心非、阳奉阴违。

8. 适度原则　应用礼仪时，必须注意技巧，特别要注意把握分寸，合乎规范。在与人交往时，首先要感情适度，既要彬彬有礼，又不能低三下四；其次是要谈吐适度，既要坦率真诚，又不能言过其实；第三是要举止适度，既要优雅得体，又不能夸张造作。

二、护理礼仪的基本概念

（一）护理礼仪的含义

护理礼仪是护理工作者在进行医疗护理和健康服务过程中，形成的被大家公认和自觉遵守的行为规范和准则。

（二）护理礼仪的特征

护理礼仪的主要特征包括规范性、强制性、综合性、适应性和可行性。

1. 规范性　护理礼仪是护士必须遵守的行为规范，是在相关法律、规章制度、守则的基础上，对护士待人接物、律己敬人、行为举止等方面规定的模式或标准。

2. 强制性　护理礼仪中的各项内容是基于法律、规章、守则和原则基础上的，对护士具有一定的约束力和强制性。

3. 综合性　护理礼仪作为一种专业文化，是护理服务科学性与艺术性的统一，是人文与科技的结合，是伦理学与美学的结合。在护理活动中，体现出护士的科学态度、人文精神和文化内涵。

4. 适应性　护士对不同的服务对象或不同的文化礼仪具有适应能力。在护理工作中，护士应充分尊重患者的信仰、文化、习俗，并在交往中相互融合适应。

5. 可行性　护理礼仪要运用于护理实践中，应注重礼仪的有效性和可行性，要得到护理对象的认可和接受。

三、护士的仪表礼仪要求

仪表，指人的外表姿容，包括人的服饰、仪容、姿态、风度。仪表是内秀见之于外表的最直接表现，它的美与丑、雅与俗，是人们文化素质和审美情趣以及社会地位、经济状况和精神面貌的外化。可以说服饰是一门人际交往的艺术，是一门将内在修养和实力见之于外表的艺术。因此，看似简单的着装，却包含着丰富的内涵。

（一）仪表修饰的功能

1. 实用功能　服饰是对人们所穿的衣服、饰物和携带品的总称。古人云“人靠衣装马靠鞍”，其含义不外乎说明服饰对人的重要性。

2. 美化功能　仪表修饰能给人一种视觉差的造型艺术，产生美化人体、强化美感和掩饰不足的效果，而成为良好形象的重要组成因素。

3. 表达功能　在人际交往中，仪表服饰是一种无声的语言。服饰所起的沟通作用是自然发生的。我们选择何种穿着打扮属于个人爱好，正因为如此，一个人的服饰至少可部分地透露这个人的“非语言信息”。它可以反映一个人的社会地位、身体健康状况、文化、个性、习惯和爱好、宗教信仰等。

4. 角色区别功能　从古到今，由于社会生产和生活的需要，一些特殊行业和职业，常以特殊的服装表明着装人的社会角色，如军装、警服、护士服、飞行服等各类工作制服，以及与之相配套的各种徽章、标记等。目前各医院都在护士帽上标以不同数量的蓝杠或红杠，以区别护理人员的职位角色。

5. 印象形成功能　同样一个人穿着打扮不同，给人留下的印象也完全不同，对交往对象产生的影响也不同。当两个人见面时，一个人的外表总是首先被对方注意的。第一印象的产生，84% 的人是基于对方的外表。如一个人穿着时髦、花样翻新，我们会认为她是一个活泼开朗的人；一个人衣衫不整、不修边幅，我们会认为他是个不拘小节的人。仪表服饰是一种表现力很强的非语言信号，使用得当可以帮助一个人建立起美好的形象，如果打扮过分艳丽或过分随便，就可能有损于个人的风度、气质甚至令人厌恶。“风流不在衣衫贵，动人春色不须多。”因此可以说，服饰是一个人的自我延伸和扩展。

6. 改变自我概念功能　心理学家的研究发现，服饰不仅在人际沟通的意义上有表达自我的功能，而且在个人沟通的意义上有改变自我概念的功能。不同的服装会向自己发出信息，改变自我感觉。心理学家曾做过实验，考察同一群人穿着不同服装时的自我感觉。结果发现，如果人们的穿着较为高级，明显比周围人优越，则人们的自尊感会上升，更相信自己的能力，相信自己能成功，并能给别人以良好印象；但是，如果穿着邋遢寒酸，则人们的自尊感会明显下降，此时他们会怀疑别人对自己的判断，怀疑自己的能力。在日常生活中，人们往往会感到，随着一个人服装的改变，会给人一种换了一个人的感觉。

（二）护士的仪表修饰

护理不仅是一门科学，还是一门艺术。护理独特的艺术美是通过护士的形象来表现的。护士的思想品格、精神风貌、性格特征、仪表举止、言语服饰都能引发患者的心理活动，对患者的治疗、康复也会起一定作用。如果一个护士上班时衣冠不整、邋邋遢遢，会使患者对她失去信任，她说的话不敢信，她打的针总怀疑会化脓，甚至会怀疑她究竟是不是护士？如此这般，便失去了护士的尊严。因此，护士的着装，除了应遵守上述着装的基本规则外，还要体现出护士职业特有的要求。

1. 护士仪表修饰的要求

（1）整齐清洁　护士的仪表应当干净整齐。要坚持勤洗手、洗脸、刷牙、洗头、洗澡、剪指甲等卫生习惯，并经常去除眼角、耳、鼻等处的分泌物，使之无异味、无异物。还要注意掩饰腋毛和腿毛。工作服穿着时要求清洁、适体、平整，无污渍、血迹，衣扣要扣齐。护士应当懂得，自己身穿的白色工作服不是厨房里的围裙，不仅具有预防隔离的作用，它的清洁整齐代表着护士的尊严和责任；它统一规范的格式，体现了护士严格的纪律和严谨的作风。

（2）简约端庄　护士在修饰仪表仪容时，要力戒雕琢，使之简练、明快、朴素、实用。上班时不宜在自己的发型、服装上大做文章，不可将仪容搞得花哨、俏丽、怪异、离奇。要给患者以端正、庄重、高雅的感觉。

2. 护士仪表修饰的要点

（1）帽　护士的工作帽是护士职业的象征，凝聚了护士全部的信念和骄傲，是一种职业的荣誉，更是一份职业的责任感。护士帽有两种：燕式帽和圆帽。燕式帽要戴正戴稳，距发际4～5cm；用白色发卡固定于帽后，发卡不得显露于帽的正面。戴燕式帽时，头发要求前不过眉，后不过肩；如为长发，应用发网束于脑后。戴圆帽时，要求前不遮眉，后不外露头发，头发要全部遮在帽子里面，不露发际，不戴头饰，缝封要放在后面，边缘要平整。

（2）衣　国家卫生部设计的护士服多数是连衣裙式，给人以纯洁、轻盈、活泼、勤快的感觉。护士服可以是白色系列，即白衣、白裤、白裙，也可根据不同科室的工作性质选用不同的色彩和样式，如手术室、小儿科、传染科等可分别选用淡蓝色、淡粉色、米黄色等。工作服式样要简洁、美观、穿着合体，操作活动自如，面料挺括，透气、不透明，易洗、易消毒。护士着装时自己的内衣领口、袖口不宜露在工作服外，夏季着裙装时应注意衬裙不要比工作服长。

（3）鞋袜　护士的鞋也有严格的要求，软底、坡跟，能防滑，颜色以白色或乳白色为主，要求干净，穿着舒适，与整体装束协调。护士穿裙式工作服时，最好配上肉色或浅色的长袜。穿袜子时，不管是长袜还是短袜，袜口不能露在裙摆或裤脚的外面。

（4）其他　护士不宜留长指甲，在工作岗位上不宜戴墨镜，涂指甲油，戴戒指、手链等饰物，也不宜佩戴过大、过长、过粗的耳饰及项链，否则会影响工作，并使患者对护士产生不良看法。此外，护士工作时不要用味浓的香水，否则不仅对患者产生不良刺激，甚至会导致某些患者诱发哮喘等过敏性反应。

四、护士基本行为礼仪

（一）致意礼仪

1. 握手　护士在工作时一般不用握手，而在日常交往的其他场合，则应遵守握手的一般规则：

（1）握手的顺序是主人、长辈、上司、女士主动伸出手，客人、晚辈、下属、男士再相迎握手。

(2) 握手的方法一定要用右手握手，握手的力度和时间要适中。握手时，年轻者对年长者、职务低者对职务高者都应稍稍欠身相握。有时为表示特别尊敬，可用双手迎握。男士与女士握手时，一般只宜轻轻握女士手指部位。握手时双目应注视对方，微笑致意或问好，口道问候，自然大方，腰板挺直。多人同时握手时应顺序进行，切忌交叉握手。在任何情况下拒绝对方主动要求握手的举动都是无礼的，但手上有水或不干净时，可以谢绝握手，同时必须解释并致歉。

2. 注目　行注目礼时，行礼者应面向受礼者，或将头转向受礼者，呈立正姿势，抬头挺胸，双手自然下垂或贴于身体两侧，表情庄严，注视受礼者并目迎目送，待受礼者还礼后目光平视或将头转正，至此礼毕。在升国旗、接受检阅、各种会议的升降旗仪式、上级领导进入室内等场合，在场的人员应行注目礼。

3. 点头　适用于肃静的公共场所，如病房、图书馆、音乐厅、会场、剧院等不宜与人交谈之处，也用于比较随便的场合，如在病区走廊上遇到相识的人或在同一场合已多次见面者，此时即可点头为礼。此外，对仅有一面之交者在社交场合相遇，也可点头或微笑示意。点头致意的正确做法是：面向对方，面部表情自然大方，头部向下微微一动即可。

4. 鞠躬　鞠躬礼分为两种，一种是最恭敬的鞠躬礼，即三鞠躬，应脱帽，身体立正、目光平视，双手自然下垂，行礼时身体上部向前倾15°~90°，具体的前倾幅度依行礼人对受礼人的尊敬程度而定。鞠躬后即恢复原态，这样连续三次。另一种是日常见面使用的鞠躬礼，行礼时，微笑低头，双手分别置于双腿的正面，身体上部向前倾约15°，双手的手指尖垂直至大腿中部为止，随即恢复原态，只做一次。礼毕抬起身时，双眼应有礼貌地注视着对方。行礼者行鞠躬礼后，受礼者应随即还礼，但长辈对晚辈，上级对下级还礼可用欠身、点头即可。

5. 招（挥）手　通常适用于与人打招呼和迎送时。招（挥）手的正确方法是，伸出右手，右臂伸直高举，掌心向对方，轻轻摆手。招（挥）手时，一般应空手，送行时，当被送者渐渐远去，也可挥动帽子、纱巾等物，以使其容易看见。

6. 鼓掌　一般两臂抬起，手掌放在齐胸高的位置，张开左掌，用合拢的右手四指轻拍左手手掌中部。节奏要平稳，频率要一致，应跟随大众自然终止。鼓掌要热烈，但不可“忘形”，一旦“忘形”，鼓掌的意义就会发生质的变化，就变成喝倒彩，鼓倒掌了。

（二）称谓礼仪

称谓是人们在日常交往中彼此之间的称呼语，以表明彼此之间的关系。合乎礼节的称谓，正是表达对他人尊重和表现自己礼貌修养的一种方式，使用称谓必须遵循礼貌的原则。

1. 一般的称谓　国际上不论年龄长幼，通常称成年男士为先生；对已婚女士称夫人、太太或女士；对未婚女子称小姐；对不了解婚姻状况的女子也可泛称小姐或女士。在西方，女士们普遍喜欢用比实际年龄小的称谓，国内通常也遵此惯例。

2. 其他称谓　有以对方所担任职务来称呼的职务称，如局长、处长等；以姓氏来称呼的姓氏称，如老刘、小林；在非正式场合的民间交往中，有时对非亲属人士以亲属称谓称之的辈分称，如董奶奶、江大妈、李姨、吴姐等。

3. 准确把握称谓的要求 ①记住别人的姓名：护士快速记住患者和其他交往对象的名字，并在此基础上冠以尊称，会加深交往的程度。②恰当选择称谓：要根据双方交往的深度、关系远近程度，根据交往对象的称谓习惯，根据民族、宗教、文化和交往场合的不同，具体问题具体分析有区别地选择最恰当的称谓。③注意称谓避讳：护士在公共场合称呼对方时要注意忌用绰号，忌用乳名，禁用蔑称，并慎用昵称。

（三）介绍礼仪

介绍是人们在社会交往中相互结识的一种形式，是进一步交往的基础。介绍可以消除陌生感，建立必要的了解和信任。在社交场合中，介绍有多种多样的方式。有正式介绍和非正式介绍；有自我介绍和他人介绍；有集体介绍和个别介绍；有重点介绍和一般介绍等。

1. 自我介绍 在护理工作和社交活动中，要接触许多陌生的人，有必要主动介绍自己，以使对方认识自己。①要寻找适当的介绍时机：在对方独处或轻松愉快时，抓住时机进行自我介绍，对方一定乐于接受。②要注意自我介绍的内容：具体内容应根据实际需要或所处场景的不同而有所变化。护理工作中的自我介绍，是以工作内容为介绍的中心，大体由三个要素构成：本人姓名、工作单位及职业或职务。如“你好，我是北京市人民医院内三科护士张兰。”或“您好！我叫李唯，是您的责任护士。”③充满自信地介绍：以自我介绍为例，先向对方点头致意，得到回应后再向对方报出自己的姓名、身份及有关情况，语调要热情友好，充满自信，眼睛要注视着对方。例如“您好，我是您的主管护士，姓王。有困难请及时和我联系。”要自然大方。④要把握好分寸：既不大吹大擂、炫耀自己，也不要自我贬低，以示谦虚。实事求是才能给人以诚恳、坦率的印象，沟通才能顺利进行。

2. 他人介绍 他人介绍又称第三者介绍，是经第三者为彼此不相识的双方引见、介绍的一种方式。为他人介绍时要熟悉双方的情况。他人的介绍通常都是双向的，即将被介绍双方均作一番介绍。有时，也可进行单向的他人介绍，即只将被介绍者中的某一方介绍给另一方，其前提是前者了解后者，而后者不了解前者。

3. 介绍的顺序 介绍的顺序应遵守两条原则：一是个人或少数人优先被介绍给多数人，二是位尊者优先了解对方情况。根据这一规则，通常先将职务低者介绍给职务高者；先将年幼者介绍给年长者；先将男士介绍给女士；先将客人介绍给主人；先将晚到者介绍给早到者；先把个人介绍给集体。

4. 介绍的礼仪要求 ①当为别人作介绍时不要用手指点对方，应有礼貌地平举右手掌示意，并且目光要随手势投向被介绍者。②介绍时，除长者、尊者可就座微笑或略欠身致意外，一般均应起立，微笑致意并伴有“认识你很高兴”之类的话语。③在宴会桌、会议桌前也可不起立，被介绍者只需略欠身微笑点头有所表示即可。④作为介绍者，介绍时应熟悉被介绍双方的情况。万一有所遗忘，被介绍者要主动把自己的情况告诉对方。当然，作为介绍者应尽量避免出现这种被动、尴尬的场面。

（四）迎送礼仪

了解和掌握迎来送往的基本礼仪，不仅能够赢得别人对护士的尊重，而且能够创造一种有利于护理工作顺利开展的良好氛围。

1. 办公室接待

（1）待客前的准备　办公室的布置不仅要充分考虑工作人员的兴趣爱好和文化修养，也要充分考虑到各种层次的来访者对办公室工作环境的看法。应保持优雅、整洁，并备好茶叶、水具、开水，不要待客人来访时才匆忙去打开水或买茶叶，这样不仅耽误时间，而且也显得对客人不够尊重。接待人员应修饰自己的仪表仪容。

（2）待客礼仪对来访的客人　无论职务高低、是否熟悉，都应一视同仁，热情微笑相迎，请客人坐下时，应让其坐上座，主人在一旁陪同。上茶时要浓度适中，量度适宜。通常说“浅茶满酒”，就是要求上茶时不要倒满杯，一般要求在六七成满较为合适。端茶时要用双手。

（3）送客礼仪对已表示要离开的客人　要起身面带微笑，与客人握手道别，热情相送到门外。若客人要到其他场所去，要告知其详细的地点，如有可能可电话事先联系。客人辞行时，应根据来访者的身份、地位和背景，来决定送至办公室门口还是大楼门口。

2. 医院接待　门诊护理人员特别是分诊、接诊、导医、咨询护理人员是医院形象的使者。当患者来到门诊就诊时，护理人员应热情大方地迎接，诚恳地作自我介绍。如“您好！我是门诊的导诊护士，请问您哪里不舒服？需要我为您做些什么吗？”面对站立的患者应起立回答对方的问题，指示方位时要等对方明白了，再回工作地点，必要时应将患者送达目的地或介绍给另一位工作人员。

对重症患者或用轮椅、平车推入的患者，护士要立即上前迎接。对危重患者护士要镇静而迅速地采取抢救措施，同时做好亲属的安慰解释工作。当患者痊愈出院时，应给予真诚的祝贺。送患者至病区门口，待患者走出视线方可转身返回。

第四节　非语言沟通能力

实　训

【目的】

学习沟通方法，养成良好的沟通习惯。

一、共享与交流

［目标］提高学习者对非语言沟通意义的认识，不断产生学习需求。

［时间］30 分钟。

［材料］个人生活经历：

1. 注意你周围的人，找出你认为是最受欢迎的那些人，这些人应具有使周围人愿意和他们谈话，在有困难和问题时，愿意向他们倾诉的特点。记下他们与交流对象目光接触的情况，行为举止的特点以及对对方话语的反应方式。以同样的方式找出你认为是别人不喜欢的谈话伙伴，记录他们在这些方面的特征性情况。

2. 回顾一下你过去的经验，想一想过去曾经对你有过帮助的那些人们的情况，以及对你并未有什么帮助的人（这些人也许当时很想帮助你）的情况，分析他们的行为特征。

[步骤]

1. 将同学分成若干小组，设一名召集人，一名记录员，一名小组发言人。

2. 轮流发言，谈一谈尝试运用非语言沟通方式的交流过程及体会，与大家共享。

3. 共同分析总结其中的原因，汇总并交流。

二、角色扮演

[目标] 通过角色扮演，感受患者对非语言沟通方式需求的程度。

[时间] 30 分钟。

[材料] 场地：模拟病房。道具：听诊器、血压计、注射器等。

[步骤]

1. 将同学分成若干小组，每组 4 ~5 人。

2. 对所给情境进行讨论、加工，进行进一步的非语言沟通方式设计。

3. 以小组为单位分角色扮演所提示的场景，注意与患者沟通时运用非语言沟通方式。

4. 在小组内谈一谈扮演某一角色的体会，观察者对本组的表现进行总结，或开展组际交流。

5. 角色分配：护士、患者、家属、观察者。

6. 与下列交流对象沟通时的非语言沟通情境提示：

（1）新入院的患者（主要是迎接、自我介绍、搀扶、送入病房、测生命体征中触摸等方式的运用）

（2）分娩的产妇（主要是触摸、眼神交流等方式的运用）

（3）情绪悲伤、正在哭泣的患者及家属（主要是表情、触摸等方式的运用）

（4）危重患者（主要是按摩、擦身、喂饭、测生命体征等专业性皮肤接触方式的运用）

（5）出院的患者（主要是手势、迎送礼仪等方式的运用）

综合测试

1. 非语言沟通的功能不包括

A. 加强语言　　B. 配合语言　　C. 传达情感

D. 替代作用　　E. 破坏言语表达

2. 紧握拳头，暗示

A. 进攻、自卫或者愤怒　　B. 表示制止与否定　　C. 表示无可奈何或拒绝

D. 表示困惑　　E. 表示紧张

3. 沟通中需要避免的体态是

A. 摇头晃脑　　B. 挤眉弄眼　　C. 斜眼看人

D. 抖动腿脚　　E. 以上均对

4. 大脑最愿意接收的信息是

A. 大笑　B. 憨笑　C. 苦笑　D. 奸笑　E. 微笑

5. 在我们要讲话时，往往先“清清喉咙”以表示我们有话要说。这说明，非语言行为对语言行为具有

A. 补充作用　B. 重复作用　C. 替代作用

D. 驳斥作用　E. 调整作用

6. 触摸应用于辅助疗法时，主要作用是

A. 镇痛　B. 止咳　C. 降低体温

D. 促进血液循环　E. 缓解心动过速

7. 护患间沟通最合适的距离是

A. 亲密距离　B. 个人距离　C. 社会距离

D. 公众距离　E. 安全距离

8. 最难解释的非语言沟通行为是

A. 触摸　B. 目光的接触　C. 面部表情

D. 手势　E. 身体的姿势

9. 当一个人的语言和非语言行为发生矛盾时，我们更倾向于相信非语言行为，这时因为非语言行为具备以下哪项特点

A. 多渠道　B. 多功能　C. 真实性

D. 情绪表现　E. 多种含义

10. 最丰富的非语言信息来源是

A. 触摸　B. 面部表情　C. 手势

D. 身体的姿势　E. 目光的接触

（董莲诗）

下篇　护理沟通篇

第六章　护理工作中的关系沟通

【学习目标】

掌握：护患关系、医护关系、护际关系、护士与患者家属关系以及护士与护理管理者关系的影响因素；护士与患者、患者家属、医生、护士、护理管理者以及医技、后勤人员沟通的策略与技巧。

熟悉：护患关系的性质和特点；护患间技术性关系及非技术性关系的分类；护患关系的分期；医护关系的模式。

了解：护患关系的模式；患者家属的角色特征；护士与医技、后勤人员的沟通障碍。

第一节　护士与患者的关系沟通

护患关系（nurse - patient relationship）是护士与患者关系的简称，指在护理过程中，护士与患者之间通过特定的提供护理服务与接受护理服务而形成和发展起来的一种专业性的特殊的人际关系。

护患关系是护理实践活动中最主要也是最重要的人际关系，这种关系的实质是帮助与被帮助的关系。良好和谐的护患关系是护理人际关系的基础，不但可以帮助患者维持理想的健康状态，也有助于护士顺利地完成工作任务。因此，每位护士都应积极处理好护患关系。

一、护患关系的性质与特点

护患关系是人际关系的一种类型，具有一般人际关系的相同特点，即这种关系是在特定的条件下形成的，以一定的目的为基础，以共同的活动为媒介，具有目的性和双向性。但是护患关系又有其特殊性，是在特定的护理活动中形成的专业性人际关系，因此它还具有其独特的性质和特点。

1. 帮助与被帮助关系　护患关系是在护理服务过程中，以满足患者需要为主要目的的一种专业性的人际关系，是护士与患者通过提供帮助和接受帮助而形成的一种特殊人际关系，是帮助系统与被帮助系统的关系。帮助系统包括能够用技术为患者提供医疗护理服务的系统，主要包括医生、护士与医院的其他工作人员等，他们拥有技术并用所掌握的技术为患者服务，是提供帮助者，称为帮助系统；被帮助系统除了患者、还包括患者家属、亲友和同事等，是需要得到医疗护理服务的系统，是接受帮助者，称为被帮助系统。帮助系统的作用是为患者提供服务，履行帮助系统的职责；而被帮助系统寻求和接受帮助，希望满足需求。在帮助与被帮助两个系统中，护士与患者的关系不仅仅代表护士与患者个人的关系。护士为患者提供服务，实际上是代表整个帮助系统在履行职责，而患者接受医疗护理服务，也体现了患者与家属、亲友及其同事的要求，因而是两个系统之间关系的体现。

2. *专业性的互动关系* 护患关系是一种专业性的互动关系，它不是护患之间的简单相遇，而是护患之间特定的相互影响、相互作用的多元性、专业性的互动关系。这种互动不仅限于护士与患者之间，还表现在护士与患者家属、亲友和同事等社会支持系统之间。护士掌握着帮助患者的知识和技能，而患者需要得到护士的护理和帮助。由于护患双方的个人阅历、感情经历、教育程度、性格特点等差异，在护理过程中可能会影响双方对角色的期望和相互关系，从而产生矛盾冲突，并影响护患关系的建立与发展，这是研究护患关系必须要考虑的方面。护患双方都应该尊重对方所处的地位、利益的不同，加强沟通和交流，只有双方共同努力，才能在互相理解的基础上建立良好的护患关系。

3. *治疗性的工作关系* 护患关系是一种治疗性的工作关系，它是护理工作的需要。治疗性关系是护士与患者之间人际关系职业性的表现，是一种具有一定目标性和强制性的职业行为。无论护士是否愿意，也不管患者的层次、职业和素质如何，作为帮助者，护士都有责任设身处地地为患者着想，与患者建立良好的治疗性工作关系，护理活动和护患关系都要以患者为中心，以患者恢复健康为目的，使护理工作起到积极的治疗作用。

4. *满足需要的关系* 护患关系的实质是护士应该尽量满足患者的需要，这是护患关系区别于其他人际关系的一个显著特点。患者生病需要治疗和护理，而护士掌握着帮助患者恢复健康的知识和技能，能够满足患者康复的基本需求。正是患者的这种需求和护士满足需求的行为构成了护患关系的基础，护士应当履行职责，为患者提供帮助，使护患双方在特定条件下形成专业性的人际关系。

5. *承担责任的主次关系* 护士是护患关系后果的主要责任承担者，在实际的护理工作中，患者是接受帮助者，处于被动接受帮助的地位，是护患关系的次要方面；而护士是提供帮助者，处于主动提供帮助的地位，是护患关系的主要方面。护士在建立良好的护患关系过程中处于主导地位，起主导作用，其言行在很大程度上决定了护患关系的发展趋势及后果，因此，护士是促进护患关系向积极健康方向发展的推动者，也是护患关系发生障碍的主要责任承担者。护士对护患关系的后果应该承担主要责任，争取积极的有利于患者健康恢复的后果，避免消极的不利于患者健康的后果。护士应该在护患交往中表现出良好的态度和专业的素质，引导患者向建立良好和谐关系的方向发展。

二、护患关系的分类

护患关系包括技术性关系和非技术性关系两个方面。由于文化程度、知识水平、专业背景的差异，对于技术性关系和非技术性关系的关注重点，护士和患者有较大差异：护士出于专业角度，更多考虑的是技术性关系及由其带来的护理效果，而大多数患者由于缺乏专业评价能力，更大程度上关注的是对非技术关系的感受。

1. 技术性关系（technical relationship） 技术性关系是指护患双方在进行一系列护理活动过程中建立起来的关系。医疗和护理是连接护患双方关系的基础和纽带，患者寻求医疗护理，在很大程度上是寻求技术上的帮助。而护士具有专业知识和技能，掌握帮助患者恢复健康的技术，能够帮助患者输液、换药等，满足患者对于医疗护理的技术需要，是健康服务的直接参与者，如果离开了技术性关系这个基础，护患关系也就没有存在的必要了。

2. 非技术性关系（non - technical relationship） 非技术性关系是指护患双方在护理过程中，由于教育、职业、经济等多种因素的影响，在护理过程中所形成的道德、社会、法律等多方面的关系。其中道德关系是非技术性关系中最重要的内容。护患双方由于所处的地位、环境等差异，所受的教育及职业等不同，在护理过程中很容易在一些行为的理解上产生矛盾与分歧。为了协调矛盾，避免冲突，护患双方都要尊重对方的人格和权益，按照一定的道德原则和规范来约束自己的言行。对于护士来说，在护理过程中要注重良好服务态度和服务作风的养成。

三、护患关系的模式

护患关系是临床护理工作中范围最广、影响最大的一种人际关系，护患关系模式受不同文化背景和医学模式的影响而有所区别。根据护患双方的沟通特点，按照美国学者萨奇与荷伦德的观点，将护患关系分为以下三种基本模式。

1. 主动 - 被动型（activity - passivity model） 也称为支配服从型，是一种传统的护患关系模式。该模式受传统的生物医学模式影响，把患者看成简单的生物有机体，认为疾病是由单纯的生物因素造成的，没有考虑心理、社会因素对健康的影响，忽视了人的心理、社会属性。这种护患关系的特点是“护士为患者做治疗”，模式的原型是“父母 - 婴儿”。在此模式中，护士在整个护理过程中处于治疗护理的主导地位，由护士决定为患者做什么，强调护士的作用，把患者置于服从护士处置安排的从属地位。只要护士认为有必要，即可将护理活动施加于患者，无需征得患者同意，患者只能完全服从护士的决定，而不会提出任何异议。这种模式过分强调护士的权威性，忽略患者的主观能动作用，因此不能取得患者的主动配合，严重影响了护理效果和护理质量。

在临床护理工作中，此模式一般适用于一些不能与护士进行交流、不能表达主观意愿的特殊患者。如婴幼儿、神志不清、意识丧失、危重、休克、全麻患者以及某些精神病患者。一般来说，不提倡采用这种模式。

2. 指导 - 合作型（guidance - cooperation model） 也称指引型，是近年来在临床护理工作中发展起来的一种模式，也是目前护理实践活动中最常用的模式。这种护患关系模式把患者看成了具有生物、心理、社会属性的有机整体，认为患者是有意识、有情感的人。其特点是“护士告诉患者应做什么和怎样做”，模式的原型是“父母 - 儿童”。在此模式中，护患双方都具有主动性，护士常常作为“指导者”出现，决定护理方案和措施，对患者进行有关缓解症状的健康教育和指导；患者则尊重护士的决定，受护士的指导并与其合作，主动提供疾病信息，对护理方案和措施提出建议与意见。

这种模式比主动 - 被动型模式前进了一步，但护士的权威仍是决定性的，患者的主动配合仍然要以护士的要求为前提，如果护士比较主观，过分强调患者的合作，则仍然容易忽视患者的意见。

在临床护理工作中，此模式主要适用于一般患者，特别是急性患者和术后恢复期的患者。在护理实践中，这种关系存在较为广泛，也是不可缺少的。

3. *共同参与型*（joint participation model） 也称自护型，是一种以双向平等合作为基础的新型护患关系模式。此模式与前两种模式有着本质的不同，它以平等合作为基础，充分尊重患者的人格尊严和权益，护患双方共同参与护理措施的制订和实施，把患者的意见看成是保证护理工作质量的一个重要组成部分，充分发挥患者的积极性和主动性。这种护患关系模式的特点是“护士积极协助患者自我护理”，模式的原型是“成人－成人”。在此模式中，护士常常作为“同盟者”出现，为患者提供合理的康复建议和护理方案，患者不仅主动配合，积极参与护理活动，还主动反映自己的医疗护理情况，参与某些医疗护理方案的讨论，在力所能及的范围内独立完成某些护理措施，护患双方共担风险，共享成果，对于处理好护患关系，提高护理质量是非常有益的，较好地体现了护患双方的双向作用。

需要注意的是，强调患者的主动参与不能理解为把本应由护士完成的工作交给患者或其亲属，共同参与的目的是在于充分发挥患者的主观能动性，而不是要求患者代替护士的工作。

这种模式与前两种模式有着本质区别，是一种较为理想的护患关系模式。在临床护理工作中，主要适用于具有一定文化知识水平的慢性疾病患者。他们对自身的健康状况比较了解，有强烈的主观能动性和参与意识，护士要尊重患者的自主权和选择权，帮助患者提高护理质量。处于昏迷、休克、危重状态、有意识障碍或精神异常的患者，是不适宜建立这种护患关系模式的。

在临床护理实践中，以上三种护患关系模式不是固定不变的，护士应根据患者的具体情况进行恰当的选择，与患者进行有效沟通，以确保护理质量的提高。

四、护患关系的分期

护患关系的建立是一个动态发展的过程，从患者入院开始，到患者出院为止，一般可分为初始期、工作期和结束期三个阶段：

1. *初始期* 这一阶段从护士与患者见面就开始了，是护士与患者的初识阶段，也是护患之间开始建立了解与信任的阶段。这一阶段是建立良好护患关系的关键时期。工作重点是确认患者的需要，彼此熟悉并初步建立信任关系。患者入院，与护士互不相识，护患双方都要经历一个通过不同方式了解对方的过程。护士要了解患者的一般情况和病情等；患者要了解护士的业务水平与工作责任心等。护士可以通过直接询问患者及其亲属、进行体格检查、查阅患者病历等方式来公开了解患者的情况；而患者对护士的了解相对比较隐秘，除了护士的自我介绍外，更多的是通过日常观察或侧面打听获得信息。

护士与患者的最初接触可以为以后的关系发展奠定良好的基础，因此，护士在这一阶段要以端庄的仪表，得体的称呼，和蔼的工作态度，给患者留下美好的第一印象。护士要主动进行自我介绍，除介绍自己的姓名、职务外，还要介绍自己对患者所承担的职责，告知患者遇到困难怎样寻求帮助等，使患者尽快了解自己，适应陌生的环境，为护理工作的顺利开展迈出良好的第一步。

2. 工作期　这一阶段开始于护士与患者彼此认识，护患关系初步建立之后，时间跨度相对较长，是护患关系最主要也是最重要的阶段，是护士为患者实施全方位护理的阶段。这一阶段的工作重点是在护患双方相互信任的基础上，通过护士高尚的医德、精湛的技术和优质的态度，赢得患者的信任、取得患者的合作，尽力满足患者的合理需求，促进患者康复。在这一阶段，护患关系可能会产生波动，护士应该特别重视，以积极主动的态度及时解决出现的问题，对患者提出的不合理要求要耐心地进行解释和劝导，并及时改进护理工作中的不足之处，尽可能地满足患者的正当要求。护士在工作中要真诚关心患者，充分尊重患者，积极鼓励患者，以建立和谐的护患关系，取得患者的主动配合，提高护理工作质量。

3. 结束期　经过精心的治疗和护理，患者病情好转或基本恢复健康，可以出院休养，护理目标已经实现，护患关系就转入了结束期。这是护患关系的终结阶段，一般情况下也是护患关系最为融洽、和谐的阶段。这一阶段的工作重点是与患者共同评价护理目标的达成情况，并根据尚存的问题或可能面临的新问题协助患者制订相应的对策，顺利结束护患关系。护士要提前做好患者出院前的准备，包括巩固疗效，制订健康指导方案，做好出院指导，写好出院总结等。同时还应当注意不能因患者病情好而放松警惕，要继续观察患者的病情，避免反复，及时发现和解决护患关系中出现的问题，防止不良后果的发生。

五、护患关系的影响因素

在医疗护理活动中，护士与患者接触的机会最多、关系最密切，所以护患交往过程中，发生冲突的可能性也最大，直接影响良好护患关系的建立与发展。因此，要认真分析造成护患冲突、影响护患关系的原因，有针对性地加以解决，使护患关系健康发展。护患关系受诸多因素的影响，但主要因素有信任缺失、角色模糊、责任冲突、权益差异、理解分歧等五个方面。

（一）信任缺失

护士与患者之间的信任感是建立良好护患关系的前提和基础，护患之间了解与信任关系的建立，护士起着至关重要的作用。护士端庄的仪表、良好的服务态度、敬业的工作精神、扎实的专业技术是赢得患者信任的重要保证。在护理工作实践中，护士冷漠的态度以及操作上的差错等会使自己失去患者的信任，导致护患关系紧张，影响护患沟通。

（二）角色模糊

角色模糊是指个体（护士或患者）对自己所承担的角色不明确或缺乏真正的理解时所呈现的状态。在护患关系中，护士或患者都有其特定的角色功能，都体现相关的行为规范和角色期望。如果任何一方对自己所充当的角色功能不明确，均可能出现角色模糊，从而影响护患沟通、导致护患关系紧张。

1. 护士角色模糊　随着医学模式的转变，护理学科的发展，患者对护士的角色期待有了新的变化，护士的角色形象也有了新的扩展。在现代护理模式下，护士是一个多元化的角色，在护理工作实践中承担着多种角色功能。如果护士仍然固守传统的护理观，认为护士只需机械地执行医嘱和被动地完成护理工作，不主动地了解患者的身心和社会需要，不积极地为患者提供帮助，就不符合现代护士的角色特征，就会产生护士角色模糊的情况。

2. 患者角色模糊　患者由于不了解自己的权利和义务，加上入院时的孤独感，其行为模式也会表现出与患者的角色功能不相符合，出现患者角色模糊的特征。比如过多关注自己的身体状况、过分依赖他人、不知道自己能做什么、该做什么，或者不积极参与和配合医疗护理，不服从护士的管理等不符合护士对患者角色期望的状态，导致护患之间发生矛盾，从而也会影响护患沟通。

（三）责任冲突

责任冲突与角色模糊密切相关，由于护患双方对自己的角色功能认识不清，不了解自己所承担的角色应负的责任和义务，从而导致护患双方的责任冲突。护患责任冲突主要表现在两个方面：一是患者的健康问题应该由谁来承担责任，双方意见不一致；二是改善患者的健康状况应该由谁来承担责任双方意见有分歧。这两个方面的问题都会影响到护患关系的建立和发展。

> **课堂互动**
>
> 谈一谈：如果你是一名患者，你对护士有哪些角色期待？

护患关系的冲突在许多情况下都是由于护患双方对自己所应承担的责任和义务认识不清而导致的。从患者角度看，许多情况下，患者并不知道自己不健康的生活方式、不良的心理、社会因素会直接导致体质的衰退和疾病的产生，把健康问题都推给医护人员，不知道自己应该对自己的健康状况承担责任；从护士的角度看，部分护士因受传统的生物医学模式和功能制护理体制的影响，认为由于患者个人的不健康行为或因心理、社会因素引起的健康问题，医护人员是不需要负责任的。但是在现代生物－心理－社会医学模式和整体护理模式下，医护人员有一定的责任对患者进行健康指导，干预患者不健康的行为，并通过有效的护患沟通纠正患者不良的心理状态。

（四）权益差异

每一个社会角色在社会活动中都拥有与其应尽责任相应的权益，因此，患者有获得安全优质的健康服务的正当权益。但是，由于大多数患者缺乏医学专业知识，加上疾病的因素，失去了全部或部分自我护理能力，不得不借助医护人员的帮助来维护自己的权益。而护士处于护患关系的主导地位，有一定的优越感和支配感，在处理护患双方的权益争议时，容易自觉不自觉地倾向于医护人员的自身利益和医院的利益，而忽视了对患者合法利益的关注和维护。

（五）理解分歧

由于护患双方的年龄、职业、文化水平及其生活环境不同，在交流沟通过程中对信息的理解存在差异；加上患者大多不是医学专业人员，对医学术语感到陌生，而有的护士习惯于使用专业术语，便容易出现信息理解的偏差，从而造成理解上的分歧，导致护患之间沟通不畅，影响护患关系的正常发展。

六、护患关系的沟通策略

建立良好的护患关系是护理工作顺利开展的重要前提，护士在护患关系的建立过程中居于主导地位，起着主导作用。作为护患关系的主体，护士要全面了解患者需要，学会运用沟通技巧，消除护患关系的负面影响因素，促进护患关系和谐发展。

1. *明确护士的角色功能*　护士应全面认识、准确定位整体护理模式下自己的多角色功能：护士在为患者提供护理服务时，是照顾者和安慰者；在对患者进行健康教育时，是教育者和咨询者；在维护患者的合理权益时，是代言人和维护者等。

护士只有从社会进步和整体护理的新模式出发，在对自己的角色功能和专业责任全面而充分认识的情况下，才能更好地履行自己的角色责任，使护理实践活动符合患者对护士的角色期待，才能消除角色模糊的影响，使良好的护患关系得以建立和发展。

2. *帮助患者认识角色特征*　护士应指导患者认识角色特征，加强指导，减轻责任冲突带来的影响。患者是因为生病或出现自己无法解决的健康问题，才来向医护人员寻求帮助的，接受护理服务是患者最主要的角色特征；同时，在整体护理模式下，患者也可以参与某些护理过程，因此，患者既是被帮助者，也是积极参与者。对于患者来说，医院和病房是新的环境，医护人员是新的伙伴，“患者”代替了过去所熟悉的社会常态角色，往往难以适应。如何参与、配合，也需要护士耐心地给予指导。护士对于患者的角色期待应从实际出发，要根据患者的病情、年龄、职业、教育程度等特点，帮助患者分析影响角色适应的因素，耐心指导患者尽快适应患者角色，鼓励患者积极主动地参与治疗护理活动。

3. *维护患者的合法权益*　获得安全而优质的医疗护理服务，是患者的基本权益。但是，由于疾病的影响和医学专业知识的缺乏，患者往往不具备维护权益的能力，只能依靠医护人员来维护。比如患者希望随时了解自己的病情进展、护理措施、治疗方案以及预后，这些信息的获取，主要依靠医护人员及时的信息交流和传递，因此，维护患者的权益成为护士义不容辞的责任，护士应给予高度重视并主动维护患者的合法权益，以减轻或消除权益差异的影响，使护患关系良性发展。

4. *消除护患间的理解分歧*　当护患双方存在理解分歧，对信息的理解不一致时，会引起误解，最终影响护患关系。护士在与患者进行沟通时，要注意沟通内容的准确性、通俗性和针对性，应该根据患者的年龄、职业、文化及社会背景的不同特点，选择便于患者理解的适宜的沟通方式和语言，尽量避免使用专业术语或者地方方言，同时要善于营造平等交流的气氛，鼓励患者及时提问，以确保护患双方对信息理解的一致性，从而减轻或消除护患间因理解差异而带来的负面后果。

第二节　护士与患者家属的关系沟通

护士与患者家属的关系是护患关系的重要补充，患者家属既是患者痛苦的共同承担者，是患者的生活照顾者与心理支持者，同时也是治疗护理过程的参与者，是护士与患者之间沟通感情和调整关系的重要纽带，在增强护理效果和促进患者康复过程中起着非常重要的积极作用，特别是一些特殊患者，如婴幼儿，昏迷患者、精神病患者等，护士与患者家属建立良好的沟通关系显得尤为重要。护士通过与患者家属的沟通，可以获得更多有关患者的信息，有利于护理计划的制订和实施。因此，护士不仅要和患者保持良好的人际关系，也要和患者家属建立良好的人际关系。

一、患者家属的角色特征

1. *患者原有家庭角色功能的替代者* 患者患病前，在家庭中都承担着一个以上的角色，其角色功能也相对固定，一旦患病，其原有的角色功能便只能由其他家庭成员分担甚至替代。如果家庭其他成员能够迅速承担患者原有的角色功能，对于消除患者的心理压力、安心治疗是很有帮助的。

2. *患者痛苦的共同承担者* 疾病不仅给患者带来痛苦，也会引起患者家属一系列痛苦的心理反应，特别是那些危重患者和绝症患者的家属。按照我国医疗保护的惯例，对于心理承受能力较差的绝症患者，医护人员经常会采取“越过式”沟通方式，将患者的病情和预后不直接告诉患者而是先告诉患者家属，因此患者家属往往更早承受精神上的打击，而且还不能将这种难以抑制的悲伤和痛苦表露给患者，只能埋藏在心里而强装笑颜。

3. *患者的心理支持者* 患病后，患者容易出现焦虑、恐惧等心理问题，需要有人疏导、排解和安慰，由于患者家属与患者长期一起生活感情深厚，对患者的生活习惯和心理症结也最为了解，因此就成了帮助患者稳定情绪、提供心理支持的最合适人选。亲属的心理支持，对于患者的康复非常重要，这是护士和其他医护人员所无法替代的。

4. *患者生活的照顾者* 患者由于疾病的折磨，生活自理能力会不同程度地下降甚至丧失，住院期间和出院后的一段时间，生活上都需要有人周全照顾，一般情况下，患者家属会义不容辞地承担起照顾患者生活起居的责任，帮助患者走出困境。由于患者家属比其他照顾者更了解患者的生活习惯，同时，患者与亲属之间的亲情也使得患者从心理上更愿意接受家属提供的照顾，使患者得到更为周到贴心的照顾。

5. *患者治疗护理过程的参与者* 整体护理需要患者的积极配合与主动参与，但在遇到一些特殊患者，如婴幼儿、危重、高龄和精神病患者等不能参与治疗和护理的患者时，家属的积极参与和配合就起着非常重要的作用。对于意识不清或参与能力受限的患者，如果没有患者家属配合提供病情资料，护士就很难做出合理的护理诊断。患者家属是患者病情的知情者，他们能够及时准确为医护人员提供有价值的相关病情资料，有利于疾病的诊断和治疗护理计划的制订。因此，护士应把家属看做帮助患者恢复健康的助手和参与者，要调动患者家属的积极性，共同为患者提供优质的护理服务。

二、护士与患者家属关系的影响因素

在为患者提供护理服务的过程中，护士与其家属接触较为频繁。影响护士与患者家属关系的因素主要有以下几个方面：

1. *角色期望冲突* 患者家属因为承受不同程度的心理压力，会产生紧张、焦虑、恐惧、悲伤等一系列心理反应，常会将亲人康复的全部希望都寄托在医护人员身上，认为医务人员应该能够药到病除，对被誉为“白衣天使”的护士也常常产生过高的期望值，认为护士应该做到随叫随到，百问不厌，能解决一切问题，操作无懈可击等。

但是，由于我国护理人员紧缺、护理工作繁重等现状的存在，护士长期处于超负荷工作的状态，不可能满足患者家属的所有要求。许多患者家属不了解护士的难处和护理工作的特点，再加上少数护士的不当沟通方式，往往导致护士与患者家属之间的矛盾冲突。

2. 角色责任模糊　在护理患者的过程中，家属和护士应该密切配合，共同努力促进患者早日康复。然而有些家属对自己的角色责任认识不清，认为交纳了住院费用，护士就应该为患者承担治疗、护理和生活照料等全部责任，家属只要扮演旁观者和监督者的角色，因此不主动提供帮助，当某些护理措施需要亲属配合时，便产生不满情绪。

反过来个别护士因工作繁忙，没有为患者家属提供帮助和指导，甚至将本应自己完成的一些基础护理工作交给患者家属，由于患者家属大多不是专业人员，从而严重影响护理质量。当患者家属由于缺乏护理专业知识而发生护理差错、事故时，护士却把责任推给家属，最终引发护士与患者家属之间的矛盾冲突。

3. 经济压力过重　随着高端诊疗技术的推广，新药的开发应用，医疗服务走向市场化，医疗费用节节攀升，看病难、看病贵的问题普遍存在，医疗收费成了患者及其家属甚为敏感的问题。当医疗费用与患者家属的经济承受能力之间的差距越来越大，尤其是当患者家属花费了高昂的医疗费用却未见明显的治疗效果甚至病情恶化时，往往难以接受而产生不满情绪，从而导致护士与患者家属之间的关系紧张，影响双方关系的正常发展。

三、护士与患者家属沟通的技巧

护士在与患者家属进行有效沟通的过程中起着主导作用，与患者家属建立和发展良好关系，可以指导患者家属更好地承担角色责任，支持与配合护士为患者提供优质的护理服务，帮助患者早日康复。

1. 热情接待患者家属的探视　护士对来医院探视的患者家属要热情接待，给予尊重和必要的指导帮助。在接待过程中，护士应热情相迎，主动询问，为患者家属介绍医院的环境和规章制度，并告知探视中的注意事项，询问是否需要帮助，使患者家属感到被尊重、被接纳，对护士乃至医院产生亲切感和信赖感，从而主动与护士一起承担照顾患者的角色功能。

2. 耐心解答患者家属的问题　患者住院后，家属关心其病情的发展、治疗和配合等，会向护士提出一系列与患者有关的问题，护士应该把解答患者家属的询问作为建立和发展良好护患关系的重要内容，根据自己对患者情况的了解、所掌握的专业知识以及临床工作经验，耐心地解答患者家属提出的各种问题，以消除家属的紧张、焦虑、恐惧等心理，促进护患关系的协调发展。工作忙碌时，应该及时解释并约好交流的时间，得到患者家属的理解，从而促进护患关系的协调发展。

3. 主动介绍患者的情况　护理计划的制订和实施需要得到患者家属的支持，同时，患者家属也迫切希望及时了解患者的病情及相关治疗护理情况。护士应理解患者家属的心情，主动向他们介绍患者的诊疗情况，让他们心中有数，以减轻紧张焦虑情绪，提前做好安排。当患者病情恶化或病危时，护士更应沉着冷静，及时向患者家属通报情况；同时耐心冷静地做好解释工作，表达医护人员的关心和支持，取得患者家属的信任和理解，避免发生矛盾冲突。

4. 帮助患者家属解决困难　患者住院后，家庭也经受着考验。由于疾病的影响，患者家庭的生活秩序、经济情况受到影响，家庭成员的角色功能不得不重新调整，如果这些问题得不到及时妥善的解决，既会增加患者家属的心理负担，对患者产生厌烦情绪，影响对患者的照顾；也会增加患者的心理压力，使患者无法安心养病，影响治疗效果。因此，护士应帮助患者家属正确看待患者的疾病，配合护士共同稳定患者的情绪，并主动了解家属的困难，向他们表示理解和同情，与他们一起商量解决办法，并主动为他们提供必要的帮助，患者家属会非常感激，就容易与护士建立和谐的关系，促进患者早日康复。

5. 给予患者家属心理支持　亲人生病，因担心患者病情及经济费用等问题，家属会产生程度不同的紧张焦虑情绪，尤其是突患急症、重症的患者家属，更会感到不安和无助；一些患者家属由于长期照顾患者，正常生活秩序被打乱，身心疲惫。他们都很需要得到护士的心理支持。护士应该倾听他们的苦衷，对他们表示理解，体谅和同情他们的处境，并主动提供心理支持，帮助他们正确认识疾病，减轻心理负担，树立信心。患者家属会非常感激，与护士的关系也会变得更为融洽。

6. 指导患者家属参与护理　一般来说，患者家属都有参与护理的愿望，希望自己能与护士共同承担照顾患者的工作，但大多数患者家属并不具备医疗护理知识，不知道该如何参与照顾患者，这就需要护士正确指导、鼓励患者家属共同参与患者的护理过程。尤其是患者出院后，院外治疗和护理主要是由患者家属来完成，护士应及时主动地与患者家属进行沟通，做好相关的健康教育，向家属介绍患者的病情，耐心地解答家属的疑问，与家属一起制订患者的康复计划，指导他们帮助患者继续治疗和休养，充分发挥患者家属参与护理的作用。

第三节　护士与医院其他工作人员的关系沟通

现代医院是一个以患者为中心的健康服务群体，由管理者、医生、护士、医技人员以及行政后勤人员等组成，他们职责分工有所不同，但目标一致。其中，护士直接为患者提供服务，承担着护理、诊疗处置等工作，与医院其他工作人员接触广泛、配合密切。因此，护士与医院其他工作人员建立良好的沟通关系，对于发挥自己的角色功能，提高护理服务质量，有着重要的作用。

一、护士与医生之间的关系沟通

护士和医生的关系简称医护关系，是指医生和护士这两种不同职业的人群在对患者的治疗和护理的共同活动中建立和发展起来的相互合作关系，是护理人际关系的一个重要组成部分。由于医护关系非常密切，因此，良好的医护关系是患者健康和医疗护理质量的重要保障。

（一）医护关系模式

医护关系模式主要有以下两种类型：

1. 主导－从属型（dominant－subordinative model） 指医护关系是支配和被支配的关系。长期以来，受传统医学模式的影响，医疗护理活动都是以疾病为中心，护理工作从属于医疗工作，护士只是医生的附属，其工作就是机械地执行医嘱，而不直接对患者负责。这种模式不适合医疗护理模式转变的要求，制约了护士主观能动性的发挥。

2. 并列－互补型（parallel－complementary model） 指医护关系既相对独立，又紧密联系的并列合作关系。随着医学模式的转变和护理学科的发展，护理工作模式由以疾病为中心的功能制护理向以患者为中心的整体护理转变，医生与护士的关系不再是支配与被支配的关系，而是分属各自的职业范畴，既有分工又有合作，是在一个工作环境下的两个平等职业，两者相互配合，相互促进，互为补充，共同服务于患者。

（二）医护关系的影响因素

1. 角色心理差位 指人际交往双方在心理上分别处于不平等的上位和下位关系。在为患者提供健康服务的过程中，医生和护士有各自的专业技术和业务优势，双方应该是一种平等的合作关系，只是职责分工不同，没有高低贵贱的分别。但是，由于受长期以来的主导－从属型医护关系模式的影响，部分护士容易形成对医生的依赖、服从心理，在医生面前感到自卑，因而不能独立、主动地为患者解决问题。与此相反，也有部分高学历的年轻护士或少数年资较高、经验丰富的老护士对低年资医生不尊重、不能密切配合，这些现象最终都会影响医护关系的建立与发展。

2. 角色压力过重 在为患者提供健康服务的过程中，护士和医生都有自己独立的角色功能和工作职责。如果分工合理，就能协调关系，减少矛盾。但是目前一些医院由于医护人员比例严重失调，护士由于缺编长期超负荷工作，加上医护用人机制不同，岗位设置不尽合理，医护待遇悬殊等因素，导致护士心理失衡及角色压力过重，心理变得脆弱、急躁、紧张和易怒，从而导致医护关系紧张。

3. 专业理解不同 医疗和护理分别属于两个不同的专业，有各自不同的学科体系。如果医护双方对彼此的专业特点、工作模式和要求缺乏必要的了解，比如目前护理模式由功能制护理向整体护理转变，但有些医生并不了解整体护理模式，就会对护士的一些行为提出质疑，从而导致工作中相互埋怨、指责，影响医护之间的平等合作关系。

4. 角色权利争议 医生和护士按照分工，各自在自己职责范围内行使权力，承担责任。但是在某些情况下，因为对权利义务的理解不一致，常常会觉得自己的自主权受到对方侵犯，从而产生自主权争议，引发矛盾冲突，影响关系。

> **课堂互动**
>
> 谈一谈：当医生和护士对同一患者的病情评估不一致时，医生认为下医嘱是医生的事，不需要护士干预，这是医生的职责；而护士则认为自己有权对不妥当的医嘱提出意见，这也是护士的职责，医生应该接受。请谈谈你的看法。

（三）医护关系的沟通技巧

良好医护关系的建立和发展需要医护双方的共同努力，护士可以主动发挥积极的作用。

1. 主动介绍专业 不是所有的医生都完全了解护理专业的特点，护士在工作中应主动向医生介绍护理专业的特点与进展，尤其是在整体护理的推广过程中，更需要护士主动宣传介绍，力争取得医生的理解与支持。

2. 互相学习理解　医护双方要相互尊重对方的人格，理解对方的工作特点，分清各自所承担的责任和义务，信赖对方的能力。医生应了解护理专业的特点与进展，关心护士的成长与进步；护士要掌握本专业的知识技能，还要虚心向医生请教，互相学习，取长补短，营造一个互相理解、互相支持的合作氛围，以求得医疗和护理互相渗透，互相启迪。

3. 加强双方沟通　医生和护士必须加强沟通、团结协作，确保医疗护理工作的顺利开展。当医护双方出现不同意见时，护士要积极主动与医生沟通，冷静思考，分析原因，虚心听取医生的意见，提出合理化建议，共同找出解决办法。

二、护士与护理管理者之间的沟通

（一）护士与护理管理者之间关系的影响因素

管理者与护士之间是管理者与被管理者的关系，影响二者之间关系的主要因素来源于双方期望值上的差异。

1. 护士对护理管理者的角色期望

（1）希望护理管理者具有较强的业务能力和管理能力，能够在各方面指导和帮助下属；

（2）希望护理管理者能够严于律己，以身作则；

（3）希望护理管理者能够平等待人，关心护士，与护士处理好关系。

2. 护理管理者对护士的角色期望

（1）希望护士有比较强的工作能力，能够按要求完成护理工作；

（2）希望护士能够尊重、体谅护理管理者，服从管理，主动配合、支持科室工作；

（3）希望护士能够妥善处理好学习、工作与家庭、生活之间的关系，全身心投入工作；

（4）希望护士有比较好的身体素质，能够胜任繁重的护理工作。

（二）护士与护理管理者沟通的技巧

由于影响护士与护理管理者之间关系的主要因素来源于双方在期望值上的差异。因此，要明确双方的角色定位，学会换位思考，加强双方的理解和沟通，从而建立民主和谐的人际关系。

护理管理者作为护理工作的基层管理者，在管理工作中要严于律己，处事公平，以理服人；关心护士，为护士提供帮助和指导，当好人际关系的协调者；护士作为护理工作的具体实施者，要设身处地体谅、尊重领导，服从管理，尽力克服个人困难支持科室工作。

三、护士与护士之间的关系沟通

护际关系是指护士与护士之间的关系。在护理人际交往中，由于护士之间年龄、学历、职务、资历、工作经历不同，容易发生矛盾冲突，影响护理工作的正常开展。而良好的团队协作是确保护理质量的关键环节，护士应掌握一定的沟通策略，共同维护护际关系和谐。

（一）护际关系沟通的影响因素

1. *新、老护士之间关系的影响因素*　新、老护士之间往往存在着年龄、学历、职务、资历、身体状况、工作经历等方面的差异，年长护士大多爱岗敬业、责任心强、经验丰富；青年护士大多学历较高、知识面广、反应敏捷，双方应该相互学习、取长补短。但如果相互之间缺乏尊重、理解，就会相互指责，导致关系紧张，影响护际关系。

2. *不同学历护士之间关系的影响因素*　近年来，越来越多的本科以上学历的护士走上护理岗位。少数高学历护士以此为资本，不虚心学习；而一些学历不高但经验丰富的护士又看不起这些缺乏实践能力的高学历护士，再加上待遇的不同，导致心理不平衡，从而影响护际关系沟通。

3. *护士与实习护生之间关系的影响因素*　护士与实习护生一般容易建立良好的人际关系。但是，个别带教护士由于缺乏带教能力，或者对实习护生态度冷淡、不耐心、不指导、操作不放手，就会使实习护生对带教护士产生不满心理；同时，如果实习护生不尊重带教老师，不遵守劳动纪律，不虚心学习，也会使带教护士产生反感，从而引发矛盾。

（二）护际关系沟通技巧

良好的护际关系是开展各项护理工作的保证。在尊重、理解、团结、协作的基础上建立良好的护际关系是所有护理人员义不容辞的责任。

1. *营造民主和谐的工作氛围*　充分考虑护际关系的影响因素，建立民主意识，加强信息沟通，调整心态和行为，营造民主和谐的工作氛围，是建立和维护和谐护际关系的基础。护士之间要互帮互学、取长补短、和睦相处：年长护士要耐心帮助年轻护士，年轻护士要虚心向年长的护士请教；高学历护士要向实践经验丰富的护士学习；有经验的护士要向理论基础扎实的护士学习；带教护士要认真指导实习护士，实习护士要尊重带教护士，勤奋学习。努力共建民主和谐的护际关系。

2. *建立团结协作的人际关系*　护士之间既要分工负责，又要团结合作。在工作中要多为他人着想，出现困难，应发挥护理集体的智慧，互相帮助，发现问题，应互相提醒、相互补台，维护护理团队的形象，形成团结和谐的人际关系。

四、护士与医技、后勤人员的关系沟通

在护理实践中，护士除了要与医护人员进行密切的关系沟通外，还要与医技、后勤人员进行交往沟通。由于工作性质、职责和环境不同，常常会产生各种矛盾冲突，影响护理质量。双方必须要加强沟通，相互尊重理解，彼此支持配合，保证医疗护理工作的正常运行。

（一）护士与医技、后勤人员的沟通障碍

1. *护士与医技人员的沟通障碍*　医技人员是指非临床科室中从事诊断性检查、检验及辅助性治疗等工作的各种专业技术人员。由于医技科室的各类专业独立性较强，与护理专业的差别较大，在护士的专业教育中较少涉及医技专业的知识，护士不太了解医技人员的工作内容与要求，而医技人员对护理专业的了解也很有限，因此容易导致在工作中配合不协调，出现问题后互不理解、互相埋怨、互相指责，引起双方的矛

盾冲突，造成双方关系障碍。

2. 护士与后勤人员的沟通障碍　后勤人员是指为医疗护理提供环境、物资等后勤保障的各个部门工作人员。护理工作离不开后勤工作的保障与支持，但个别护士认为，后勤人员是非专业技术人员，工作的技术含量不高，为医院创造的经济效益少，是医院里不重要的人员。因此，在与后勤人员的交往中，不尊重他们的劳动，需要帮助时，以命令的口气进行沟通，引起后勤人员的反感；而后勤人员因为自己的工作不被理解，待遇不高，也会产生消极情绪，不主动提供服务，甚至找理由故意拖延，制造障碍，使临床护理工作不能正常进行，影响了双方的正常沟通。

（二）护士与医技、后勤人员的沟通策略

护士与医技、后勤人员之间的沟通障碍，需要双方共同努力，通过有效的策略加以解决，护士应采取积极态度，发挥主导作用。

1. 尊重与理解　护士与医技、后勤人员之间相互尊重与理解是建立和保持良好人际关系的前提，护士在与医技、后勤人员交往的过程中，要体现出自身良好的职业素养，明确双方只是职业分工、工作性质不同，但工作目标一致，劳动具有同等价值，要彼此尊重，互相理解，保持和谐的人际关系。

2. 支持与配合　护士与医技、后勤人员之间相互支持，密切配合是顺利开展护理工作的保证。双方要经常换位思考，如果对方的工作安排有困难，在不影响服务质量的前提下，护士可以主动调整工作方案，为对方提供工作方便；当护士的工作需要对方配合时，应诚恳地提出请求，如果对方不能按要求做到，要设身处地为对方着想，理解、体谅对方的难处，以营造和谐融洽的人际氛围。

综合测试

1. 护患关系的中心是
   A. 患者的需求　B. 医生的需求　C. 医生的医嘱
   D. 护士的编制　E. 护士的需求

2. 护患关系根据其发展过程可依次分为
   A. 一期、二期、三期　B. 初始期、工作期、结束期
   C. 酝酿期、确定期、解决期　D. 酝酿期、确定期、结束期
   E. 准备期、确定期、结束期

3. 以下对于护患关系理解正确的是
   A. 护患关系不是人际关系
   B. 护患关系是一种非专业性的人际关系
   C. 护患关系是一种单向的人际关系
   D. 护患关系在整个健康保健服务过程中不起重要作用
   E. 护患关系是一种帮助与被帮助的人际关系

4. 女性患者，35 岁，阑尾炎手术后治疗，适用于该患者的最佳护患关系模式为
   A. 主动－被动型　B. 指导－合作型　C. 共同参与型
   D. 被动型　E. 指导型

5. 一位护士正在向患者作自我介绍，及询问患者情况，介绍医院的环境和规章制度，此时护患

关系处于

A. 酝酿期　　B. 初始期　　C. 工作期

D. 结束期　　E. 准备期

6. 有的医生由于不了解整体护理的要求，对护士在实施护理过程中的做法不理解，导致医护关系冲突，其主要原因是

A. 角色心理差位　　B. 角色压力过重　　C. 专业理解不同

D. 角色权利争议　　E. 角色期望冲突

7. 护患关系工作期的主要任务是

A. 建立信任关系　　B. 明确疾病诊断　　C. 为患者解决问题

D. 护患双方互相评价　　E. 护患之间进一步熟悉

8. 以下对护理文书重要性理解不正确的是

A. 护理文书是处理医疗纠纷的法律凭据

B. 护理文书是教学和科研的重要资料

C. 关键是做好护理操作，护理文书完成任务就行

D. 能反映医院的管理水平

E. 直接反映护理人员的业务水平

9. 影响护际关系的因素主要有

A. 年龄　　B. 学历　　C. 职务　　D. 资历　　E. 以上都是

10. 护士可以通过以下哪些方式来了解患者的情况

A. 直接询问患者　　B. 询问患者亲属　　C. 进行体格检查

D. 查阅患者病历　　E. 以上都是

（肖　丹）

第七章 护理工作中与特殊人群的沟通

【学习目标】

掌握：与儿童、老年患者、视听残障患者、急危重患者的沟通途径与技巧，能根据特殊人群的不同特点进行有效的沟通。

熟悉：特殊人群的沟通特点；与急诊、危重患者建立护患关系的原则。

了解：特殊人群的生理心理特点，能够与其建立良好的护患关系。

在护理工作中因患者年龄、病情轻重缓急的不同，个人的身体素质、受教育程度、生活状况等存在个体和群体差异，需要不同的沟通技巧。本章主要介绍了儿童患者、老年患者、感觉缺陷患者、急诊患者、危重患者等特殊群体的生理、心理特点，在与这些处于不同年龄和不同疾病状态下的特殊人群进行沟通时，应针对他们的生理和心理特点，灵活应用语言和非语言沟通技巧进行有效的沟通，从而建立和发展良好的护患关系，更好地为患者服务，促进其康复。

第一节 护士与儿童患者的沟通

即使患相同疾病，因年龄不同、家庭环境不同，患儿对患病的反应大不相同。与患儿沟通的目的是了解他们的身体、心理状况，在治疗、护理过程中取得他们的配合。

一、儿童的年龄分期和生理、心理特点

（一）儿童的年龄分期

小儿处于生长发育的过程中，无论在机体的形态结构方面，还是各种生理功能方面，都是在逐渐地向着成熟、完善方向发展，年龄越小体格生长和智能发育的速度越快。

1. 新生儿期　从胎儿娩出、脐带结扎后至满 28 天。新生儿期是胎儿出生后生理功能进行调节并适应宫外环境的时期，已具备了视、听、嗅、味、触等基本认知功能，具有了愉快和不愉快的情绪体验，常用哭声来表达其情绪体验。新生儿发生疾病多由于适应不良所引起，如环境过冷、过热等，其他如先天性缺陷、早产、畸形等。新生儿期免疫功能不足，皮肤黏膜及其他屏障功能差易于感染。

2. 婴儿期　自出生 28 天至 1 岁。此期以乳类为主食，生长发育迅速，开始出乳牙，能坐，会爬并开始学走，大脑功能逐渐增强，会用简单的语言、动作与人交流表达自己的需求与情感。其生理功能仍在发育中，需要足够的营养供应，而消化功能不足，免疫功能差，易患急性感染性疾病及消化功能紊乱、营养不良等疾病。

3. 幼儿期　1 ~ 3 岁。该期生长发育速度减慢，大脑皮质功能进一步完善，语言表达能力逐渐丰富，模仿性增强，智能发育快，要求增多，能独立行走、活动，见识范

围迅速扩大，接触事物增多，但仍缺乏自我识别能力，易患感染性疾病及传染病。

4. 学龄前期　3～6岁。学龄前期儿童的体格发育速度减慢，智能发育进一步加快，求知欲强，好问，好奇心强，具有极强的模仿能力，但自我控制能力仍差。

5. 学龄期　6～12岁。学龄期儿童除生殖系统以外大部分器官已发育成熟，脏器功能特别是大脑发育更加完善，记忆力强，智力发育迅速，基本接近成人，情绪仍不稳定，易波动，具有一定的独立性，机体抵抗力增强，感染性疾病减少，但变态反应性疾病如结缔组织病、肾炎、过敏性紫癜等增多，疾病的表现基本上与成人相似。

6. 青春期　身体迅速长高，每年增高6～8cm，体重明显增加。每年平均增加5～6kg，第二性征开始出现，生殖器官逐渐发育成熟。生理机能增强，脑的内部结构和机能不断分化，思考能力进一步加强，理解、分析、判断能力加强，记忆更加深刻牢固等。

（二）儿童的生理、心理特点

由于发育水平所限，不同年龄阶段的儿童表达个人需要的方式不同。1岁以内的婴儿语言发育尚不成熟，多以不同音调、响度的哭声表示身心的需要，如饥饿、不适等；1～2岁幼儿开始学习语言，常因吐字不清楚使他人难以听懂。随年龄的增长，小儿的语言表达能力逐渐增强，3岁以上儿童可通过语言并借助肢体动作，形容、叙述某些事情，但缺乏条理性、准确性；儿童的好奇心特别强烈，对周围的一切事物都感兴趣，模仿性比较强，心理和行为具有一定的可塑性，易受外界的影响，具有动感或色彩丰富的东西对儿童有很大的吸引力；对形象具体的事物感兴趣，而对抽象的东西很少能够理解，直至学龄初期，才逐步过渡到以抽象逻辑思维作为主要的思维方式；儿童易对新环境、陌生人特别是医院或医护人员产生恐惧、焦虑和回避行为。

二、与儿童患者沟通的途径与技巧

（一）创造一种快乐、温馨的气氛

病区环境设计要符合儿童的特点，室内应光线明亮，装饰宜采用暖色调，配以有趣的卡通图案及必要的玩具和游戏设备，以创造一种良好的沟通气氛。也可将墙面上设计一块区域专门放置孩子展示自己创作的艺术作品，如书法、绘画、手工等。除此之外，医生和护士也尽量少穿白色工作服，以消除患儿对病区环境、医护人员的恐惧、焦虑和回避行为。

（二）与儿童患者的语言沟通技巧

由于儿童书写能力欠缺，一般与儿童的语言沟通多是通过面对面的口头沟通来实现。口头沟通的优点是能清楚、迅速地将信息传递给对方，如护士能将医院、病区环境、治疗等情况向患儿及家长进行详细解释，患儿也可将自己的生理需求、情绪感受及时向护士倾诉。但由于患儿的语言表达和理解能力有限，可不同程度地影响沟通效果，因此护士必须采取有效的方法进行沟通。

1. 通过家属与患儿进行有效沟通　初次接触时主动向儿童及其家长做自我介绍，与患儿及家长进行充分的沟通，评估他们对疾病的认识程度、存在的心理问题等；询问儿童的生活习惯和发病情况，可缩短与儿童及家长的距离。同时鼓励儿童自己做介绍或提出疑问，避免将所有问题只向家长询问，由家长全部代替表达，形成替代沟通的局面，挫伤儿童的积极性；要让家长了解疾病的发展过程、治疗中需要进行的配合，不能忽视家长的心理疏导，要防止家长的消极情绪传染给患儿。

2. 使用鼓励性语言　由于患儿年龄小，害怕陌生人、害怕疼痛，在治疗护理过程中往往不配合，护士在交流时应语气平和，语言简单易懂，语调和善，多使用些儿话语音。交流过程中适时提问、恰当引导、适时应和、适时语言重复，沟通前多采用鼓励、表扬的方式以缓和患儿的紧张情绪。与患儿沟通也要使用恰当的称呼，如称患儿为“小宝宝”“小帅哥”等，给患儿及家属亲切感和信任感。

3. 注意副语言效果　掌握谈话时声音的技巧，注意语气、顿挫、声调、音量、速度，以促进沟通的顺利进行。稍慢的速度，适当的音量，亲切的语气能引起儿童的注意与反应。同时在谈话中稍加停顿，给儿童理顺思路的时间，在交谈过程中，可将身体下蹲，保持和儿童相似的高度，以利于平等交流。

> **课堂互动**
>
> 患儿，男，3 岁，因急性上呼吸道感染入院，体温 39℃，需要注射氨基比林针剂，患儿因害怕疼痛不配合，作为当班护士你如何与该患儿沟通？

4. 使用适当的沟通方式　儿童在不同的年龄阶段和不同的病情状态下，对患病的反应也不一样，护理人员要区别不同情况进行有效的沟通，建立良好的护患关系。婴幼儿患者有需要爱抚的需求，住院后其生活环境发生了很大的变化，缺乏安全感，常常表现出恐惧和分离性焦虑。医务人员在接触婴幼儿患者时，可通过抚摸、搂抱、应用重叠词等向婴幼儿传达关爱的信息，消除他们对医护人员的戒心；对稍大儿童可适当用讲故事、做游戏等活动与他们交朋友，使患儿对治疗及护理产生信任感；特殊疾病如白血病可采取保密性医疗，不告知疾病及预后情况，以减轻患儿的恐惧心理。

（三）与儿童患者的非语言沟通技巧

多数患儿进入到医院后，因陌生的环境以及治疗带来的不适会对医院有一种恐惧感，护士通过亲切和蔼的表情，轻柔的抚摸等非语言沟通，能给患儿带来心灵上的慰藉，使患儿感到安全与舒适。

1. 亲切和蔼的表情　在非语言沟通中，无论采用何种方式，亲切和蔼的情感表达都是必不可少的，它有助于儿童消除紧张情绪，增加交流的主动性。护士有意无意间表现出来的快乐或恼怒、坚强或软弱、面部表情，都会对儿童情绪产生影响。即使是不会用语言表达的婴儿，若看到对方表情严肃地面对自己时，也会很紧张，甚至啼哭。微笑是人际交往中的“润滑剂”，是人们相互沟通、相互理解、建立感情的重要手段。有了真诚的微笑，人与人之间的情感就更容易沟通，医疗服务尤其是对儿童的服务更是如此。因此在与患儿沟通时，要保持良好的情绪，除特殊需要，一般不要戴口罩，以使患儿经常能见到护士的微笑，缩短双方感情上的距离。

2. 认真倾听、仔细观察　婴幼儿发病急，变化快，不会用语言表达病情，只能以哭闹的形式表现出来，因而哭闹往往成为疾病发生和变化的早期征兆。这就要求护理人员细心地观察耐心地倾听，善于从细微变化中发现问题。在接触婴幼儿时做到三看、三听，看病容、看行为、看检查结果，还要听哭声，听呼吸音，听心音。将看和听有机地结合起来，以便及时观察和发现病情变化。小婴儿虽然不会用语言来交流，但会用哭、笑等本能行为表现身心的变化和需求。啼哭是新生儿表达自己需要的重要手段，不同的哭声表示不同的内容：需要爱抚的哭是清脆、响亮、圆润的；饥饿、排尿引起的不适哭声很大，除非满足需求、解除不适，哭才会停止；当婴儿感到身体不适时，会用长时间的啼哭来寻求帮助，婴幼儿在疾病严重时哭声是不成调的尖叫或哭声低弱，采取一般措施不能使哭声停止。倾听时，要全身心地投入，对儿童某些幼稚、夸大的想象，应采取诚恳态度，表示接受与理解，不能敷衍了事，更不能以此作为讥讽、取笑儿童的话题而失去儿童的信任。此外，由于儿童的语言表达能力较差，有时出现叙述不清、语句不连贯等情况，因此在认真倾听的基础上，要加以分析，了解其中的含义，不随意打断儿童的谈话，只在交谈中适时帮助儿童修正词句，澄清事实，以获得准确的资料。

3. 游戏沟通　儿童时期生活中重要的不可缺少的活动是游戏，所有儿童都有参加不同类型游戏活动的要求，与儿童沟通最重要、最有效的方式就是游戏。儿童可以从游戏中学习知识，认识世界，处理周围的关系，表达他们对家庭、社会的感受，发泄自己的情感。在医院里护士和患儿进行适当的游戏可很快缩短彼此之间的距离，促进相互了解；通过游戏可减轻由于疾病和住院对患儿产生的压力，消除因住院和疾病导致的不良情绪；通过游戏，护士可以评估儿童的认知能力、生理和心理健康状况，进行相关的干预和评价。

4. 用心沟通　疾病是医务人员和患者共同的敌人，只有双方密切配合才能驱除疾病恢复健康。作为一名护理人员，在与患儿及家属沟通时更需做到用心沟通，要有父母般的关心、爱心、细心、责任心、同情心，使患儿从内心深处认可你，愿与你真心沟通。所以，用心是一种无形的极为有效的沟通技巧，它为进一步沟通起了不可估量的作用。在寒冷的冬天，为患儿体检之前先用手暖一下听诊器等都会给孩子以温暖的感觉。护理人员还应注意满足孩子“皮肤饥饿”的需要，如搂抱婴幼儿，抚摸患儿的头部，轻拍他们的上肢和背部，使之获得亲切、友好的满足，增强患儿的信任感和安全感。

（四）与患儿家长的沟通技巧

与患儿的沟通通常需要家长协助完成，通过与家长的沟通可获得儿童大部分信息。儿童患病住院时，家长常有内疚、苦恼、焦虑的心理，担心疾病的转归和预后，孩子的病痛、工作的压力等均加重了家长的身心负担，他们往往表现为极度担忧，甚至产生愤怒情绪。护士应理解家长的心理反应，在与家长沟通中，可采用适当的沉默、倾听、观察、尊重、移情等方法，充分理解家长帮助家长缓解其紧张、焦虑的情绪。与家长的谈话最好从关心患儿的病情开始，如“孩子今天怎么样?”或者“孩子今天又闹妈妈了没有?”等内容，与家长在轻松的气氛下交谈，这样可从中获得较多的信息。护士在与家长沟通过程中，应用通俗易懂的语言，同时还应注意恰当的非语言性沟通。

第二节　护士与老年患者的沟通

我国人口老龄化问题日益明显，在住院患者中，老年患者所占的比例越来越高，他们的心理活动又有其特殊性，护士应掌握老年人的生理和心理变化特点，与老年患者进行有效的沟通，使其配合治疗、护理达到最佳治疗效果。

一、老年人的生理变化、心理特点

世界卫生组织对年龄的划分制定了新的标准：44 岁以下为青年；45 岁至 59 岁为中年人；60 岁至 74 岁为年轻的老年人；75 岁至 89 岁为老年人；90 岁以上为长寿老年人。这五个年龄段的划分，将人类的衰老期推迟了 10 年，虽然这对人们的心理健康将产生积极影响。但人到了 45 岁以后，身体形态和机能方面均发生了一系列变化，逐渐出现衰老现象。主要表现为：

（一）感官的老化

老年人感觉器官的退化首先对老年人心理的影响，使老年人不由自主地产生衰老感。进入老年期后，感觉器官开始老化，视力和听力逐渐减退，视野变得模糊，听觉障碍出现，“耳聋眼花”成为显著特征，其他感觉如触觉、嗅觉、味觉也在发生退化性变化，老年人对冷热温度和味道的反应变得迟钝。感官的老化使老年人对外界和体内的刺激的接收和反应大大减弱，对老年人的心理将产生消极和负面的影响，具体表现在：一是老年人对生活的兴趣和欲望降低，常感到生活索然无味；二是老年人反应迟钝，感觉不敏锐，由此导致闭目塞听、孤陋寡闻；三是社交活动减少，老人常感到孤独和寂寞。

（二）疾病的增加

各种老年疾病的缠身也是身体老化对老年人心理影响的具体体现。随着老年人的心脑血管、呼吸、神经、运动、消化、内分泌等系统的生理功能的衰退，老年人对环境的适应能力和对疾病的抵抗力也在下降，易发生疾病，这给老人生活带来了极大的不便，老人们深感苦恼和焦虑。而老年人常患的冠心病、高血压、糖尿病以及各种癌症等疾病，则会使他们感到恐惧、悲伤、绝望甚至产生轻生的念头。

（三）死亡的威胁

老年人心理障碍的发生与死亡的危险和挑战有着密切的关系。尽管社会的进步和医学科学的发展使人类的平均寿命持续延长，然而，死亡仍然是不可避免的，是人生的最终归宿。身体的日渐衰退和疾病使老年人与死亡显得特别的接近，面对死亡，有些人从容，有些人安详，但大多数老人会表现出害怕、恐惧和悲观的情绪反应。死亡恐惧症就是一种常见的老年人的心理障碍。

（四）社会角色的变化

由于工作环境和社会角色发生改变，老年人在思想上、情绪上、生活习惯上和人际关系等方面，往往不能迅速适应而产生种种不同程度的心理变化。由于长期脱离社会而易产生隔绝感。由于生活压力事件的发生，如丧偶、退休、子女离家等多种因素容易使老年人产生焦虑、抑郁、孤独和忧伤感。由于身体衰弱和精力不足容易产生没落感和低自尊，甚至担心患病、旧病复发或加重而产生恐惧感，长期造成家庭负担容易使老年人产生罪恶感，甚至出现自杀倾向。因此，全面准确地了解老年人的心理状态及需要并运用恰当的沟通技巧与老年人交流是护理人员必备的能力。

二、与老年患者沟通的途径和技巧

（一）与老年患者的语言沟通技巧

1. 善于使用安慰性语言　患者进入医院，护理人员是最早、最频繁、最直接与患者接触的人，也最了解老年患者的心理需求，应根据老年患者所处的不同情况，恰当地使用安慰性语言，会有益于患者的身心健康，提高患者的康复水平。例如，一位脑血栓患者，因行动不便非常担心自己今后的生活自理问题。针对这样的患者，护士应主动对他说，我是您的责任护士某某，曾经有许多像您一样的患者他们都康复出院了，您要有信心，我们一起配合治疗吧。在早晨第一次见到刚起床的患者可以说，您昨晚睡得还好吧？话虽简短，但患者听后感到亲切愉快，可能会使他一天的心境都很好。对于较长时间无人来看望的患者，一方面通知家属来看望，一方面对患者说，您住进医院里家人就放心了，有我们医生、护士呢！美好的语言，不仅使患者听了心情愉快，感到亲切温暖，而且还有治疗疾病的作用。

2. 适宜的称呼　以适宜的称谓称呼老人，要有尊敬之意，可称呼他们“刘老、王老”，或是“爷爷、奶奶”。护士在执行“三查七对”需要称呼他们的姓名时，也要姓名后面加上尊称。

> **课堂互动**
>
> 一位75岁胃癌患者，子女因工作原因不能赶在手术当日看望老人，老人因此而生气，作为责任护士，你如何对老人做术前心理护理？

3. 语言简洁、重复　在与老人沟通时，要注意语句简短，尽量一次交代一件事情，以免引起老人的混淆。对重要的事情，有必要重复交代，直到老人理解、记住为止，必要时可用书面记录提示或告知家属，协助老人完成，避免使用代名词、抽象语句或专业术语。同时注意说话速度，让老人有足够的时间理解信息和做出反应，当老人表达出不恰当或不正确的信息与意见时，千万不可辩白或当场使他困窘。

4. 重视反馈信息　与老年患者谈话时，护士应将所理解的内容反馈给患者，例如，适时的回答，表示护士在仔细听，也听懂了，已理解了患者的情感。同样护士在向患者传递信息时，可采用目光接触，简单发问等方式探测患者是否有兴趣听，听懂没有等，以确定是否继续谈下去和如何谈下去，这样使谈话双方始终融洽，不致陷入僵局。

5. 处理好谈话中的沉默　老年患者谈话中出现的沉默有四种可能：第一是有意的，是患者在寻求护士的反馈信息，这时护士有必要给以一般性插话，以鼓励其进一步讲述；第二是思维突然中断，或是出于激动，或是突然有新的观念闪现，这时，护士最好采用“反响提问法”来引出原来讲话的内容；第三是有难言之隐，应通过各种方式启发病人道出隐私，以便医治其心头之痛；第四是思路进入自然延续的意境，有时谈话看起来是暂时停顿了，实际上是谈话的内容正在富有情感色彩的引申，沉默本身也是一种信息交流，所谓的此处无声胜有声，护士在与患者谈话时，也可应用沉默的手段交流信息，但长时间的沉默又会使双方情感分离，应予避免。

（二）与老年患者的非语言沟通

非语言沟通对于因逐渐发生认知障碍而越来越无法表达和理解谈话内容的老年患

者尤其重要。但在应用过程中要尊重与了解老年患者的性格、习惯、信仰和文化背景，以免触怒老人，并观察何种沟通方式是老年人反应良好的特定方式，予以强化和多加运用。

1. 真诚的面部表情　面部表情是人的情绪和情感的生理性表露，一般不是随意的，但又可以受自我意识的调节控制的。这就是说，无论护士对患者还是患者对护士的面部表情都主要是思想情感的流露。在某种情况下，即使可以做出掩盖真实情感的表情，那也只能是暂时的、有限的。所以护士对患者的表情是以职业道德情感为基础的，当然也与习惯过程和表达能力有关，至于患者的表情，有经验的护士很容易总结出规律来，只要留意，就能透过现象抓住本质。因此，护士应当善于表达与患者沟通的面部表情，更要细心体察患者的面部表情。有时护士话语并不多，但微微一笑，往往比说多少话都起作用。

2. 恰当的触摸关爱　有研究表明人都有被触摸或去触摸他人的需求，特别是人在伤心、生病或害怕时，触摸的动作会产生良好的效果。按中国的文化背景和风俗，除了握手之外，在医院这样的公共场合，对老年人如若做法得当，可收到良好的效果。例如：为呕吐患者轻轻拍背，为动作不便者轻轻翻身变换体位，搀扶患者下床活动，对手术前夜因恐惧而难以入睡以及术后疼痛患者进行背部按摩，以示安慰并分散注意力，以及双手久握出院患者的手，以示祝贺，这些都是有意的触摸沟通。

3. 形象的手势表达　是指用外表姿态进行沟通的方式，相当于无声的语言。当老年患者无法用语言清楚表达或护士的意图不能被患者理解时，身体姿势能提供有效地辅助表达。可鼓励老人以身体语言来表达再给予反馈，以利于双向沟通。如模仿和加大动作以指出洗手、刷牙、梳头、喝水、吃饭等日常活动需要；搀扶老人的手臂，或让老人的手轻轻勾住护理者的手臂，引导老人察觉我们要他同行的方位等。

4. 耐心仔细地倾听　在与老年患者进行沟通时需要耐心的倾听。有些老人喜欢不停地说话，其原因是当他们能听到自己的声音时，他们会感到安全。护士在沟通时要注意以下事宜：

（1）适当的身体姿势　维持良好的姿势，有助于提高视听功能与开动脑筋。老人常以轮椅代步，护士应该适时坐在或蹲在旁边，并维持双方眼睛于同一水平线，以利于平等的交流与沟通。

（2）倾听的态度　保持对老年患者所说的话有兴趣，以增加其专注与记忆。有效倾听是有效地用脑、眼、耳与心的过程。倾听时要利用对所传达信息的注意力和开放情绪去感受对方所想要传达的感觉，并配合适宜的沟通环境，如避免环境中的噪音、强光等其他干扰因素，或转移到利于沟通的场所。

（3）反馈表达时的注意事项　反馈表达时个人面部表情要平和、不紧绷或皱眉；说话声音要略低沉平缓且带有欢迎的热情；说话时倾身向前以表示对对方的话题有兴趣；适时夸大面部表情以传达惊喜、欢乐、担心、关怀、兴趣等情绪，同时能感受到老人内心世界的欢乐与兴趣或混乱、焦虑、害怕、担心、生气、疼痛、挫败感等，只要适时鼓励与协助老人表达他们的担心与挫败，就能减轻其烦躁，并及时观察提供有效指导。

第三节 护士与视听残障患者的沟通

视听残障通常是指人体视觉或听觉传导系统某一环节器官出现功能性或器质上病变，导致视觉或听觉障碍。虽然视听障碍本身不致造成任何生理上的痛楚，但常会带来许多心理上和社交上的痛苦；因为视听障碍影响患者接收信息有困难，因此，影响人与人之间的沟通。

一、与耳聋（听力残障）患者的沟通特点

（一）疾病特点

根据国际通用的分级方法，可将耳聋程度分为：轻度、中度、重度耳聋和全聋。轻度耳聋对远距离说话听不清或对一般距离的低声谈话感知困难，其听阈（能听到的最低分贝数）在10～30dB之间；中度耳聋对近距离谈话感知困难，需要别人大声讲话才能听到，其听阈在50dB左右；重度耳聋，其听阈在60dB以上，能听到耳边的大声喊叫；若听阈在90dB以上便可算作全聋。

轻度耳聋对儿童时期言语的形成影响不大；中度耳聋可导致言语不清，要到医院作听力分析仪检查，查明病因进行治疗，并请医生帮助佩戴助听器，若治疗及时，可避免聋哑症；重度耳聋也可佩戴助听器，但应及早请特殊教育专家作指导，采用特殊方法进行早期言语训练。

（二）心理特点

耳聋患者丧失了听力，靠手势语言和别人进行交往，靠视觉器官的直观形式获得信息，进行交流，因此视觉敏感，形象思维非常发达，而逻辑思维和抽象思维就相对地差些。耳聋和由耳聋引起的语言障碍，会给他们的某些心理特征的形成带来一定的影响，例如，聋童因为不会说话，在生活上发生矛盾与乏味的感触，精神苦闷，无从发泄，所以待人的礼貌往往不周。因其缺乏判断力，如发觉有人在说笑，便会猜疑是在讥笑自己，而常有误会及暴躁的行为。

（三）与听力残障患者的沟通技巧

1. *缩短谈话距离* 与听力残障患者交谈最好是面对面，不要在另一房间或者听者看不见你的地方讲话。与听力残障患者交谈时应选择安静的环境，注意避开探视时间，这样可近距离地与患者耳语交谈，也可适当的放大声音交谈，但应避免大声吼叫，以免使患者产生误会，还可采用写字板、卡片等其他方式沟通。

2. *说话语调适中* 与听力残障患者交谈不需要特别大声叫嚷，尤其是已经配戴了助听器的，大声叫嚷不但扭曲语音，更难以辨别意思，过大的声音也可能令听者感到不适。

3. *语言简洁清晰* 冗长而复杂的句子往往令人难以理解，最好运用简短、清晰的语句，或将一个复杂的句子简化成几个短句。

4. *应用非语言方式沟通* 即通过目光、表情、手势、姿势等方式。非语言方式能使患者在无声的世界里感觉到护士对他的体贴和关心。如护士进病房时，可以轻轻地抚摸或拍拍患者，让他知道护士的到来，在患者还没有看到护士进来之前，不要说话，

与患者交谈时，应面对患者，让患者能够看到护士讲话时的表情与口型。适当的增加肢体语言的表达，以弥补由于听力障碍引起的沟通困难。

二、与视力残障患者的沟通

（一）疾病的特点

视力残障俗称“盲”，它涵盖了我们日常生活中所说的盲和低视力两类。眼睛是主要的视觉器官。人通过眼睛了解外部世界，而视力残障者只能感知部分或完全不能感知视觉信息，容易形成不完整、不正确的感知觉。如“盲人摸象”的故事就说明了这种问题。同时，因视力残障者听知觉的选择性会对声音更加敏感，“盲人的耳朵特别灵”，实际上并不是他们的听力比健全人好，而是他们更加注意听，形成较高的听觉注意力；对声音信息的分析也更为细致，达到较高的听觉选择能力；听觉表象更为丰富，形成较高的听觉记忆力。像盲人运动员借助领跑员的声音引导进行赛跑，通过声音辨别来球，进行门球比赛，就说明他们灵敏的听觉能力。盲人利用回声，在路上独立行走不会撞到树上，也不会撞到墙上，利用回声衰减度可以估计房间大小，辨别房间内堆放东西的多少，这正是盲人充分利用听觉的结果。是对丧失视力的代偿和适应，也是视力残障者自身生理条件和生活条件所决定的，专业上称之为“障碍觉”。

（二）心理特点

视力残障不仅仅对患者身体、运动、认知发展造成影响，同时还直接或间接地影响个性心理特征——人格的形成和发展。部分视力残障患者不能正确对待自己的缺陷，而封闭自我，主观上不积极地与人交往，客观上受活动不便、活动范围有限的影响，这种隔离于社会的生活方式，将会制约健康人格的形成。社会环境中缺少对视力残障患者的无障碍设施等，都会影响视力其人格的正常发展，出现无助、自卑、焦虑、缺乏归属感等人格障碍。

（三）与视力残障患者的沟通技巧

1. 选择有声语言沟通　与视力障碍的患者最好选择有声语言的沟通，尽量避免非语言方式，患者因视力障碍导致视物困难，对护士的突然出现和离去感到惊恐和不知所措，因此，当护士走进或离开病房时，都要向患者通报自己的名字和所处的位置，对于完全看不见的盲人，还应对发出的声音做出解释，这一点在与视力障碍患者的沟通中非常重要。

2. 交谈语速适中　与视力障碍的患者交谈时说话的语速要慢，语调要平稳，要给患者留有足够的时间，使患者对交谈内容充分理解后再做回答，切忌使用催促或厌烦的语气。与尚有残余视力的患者交谈时，要面对患者，并保持较近的距离，尽可能地让患者看到自己的表情。

3. 尊重　对盲人忌讳“瞎说”“瞎猜”等不文明不尊重的词句，免得伤害他们的自尊。第一次见面可以尽量多地告知对方关于你的信息，让他有信任和安全感。

4. 语言表述准确具体　指示方位要清楚准确。如“我把水杯放在你的前面”，而不是“把水杯放在那儿”；“在你左前方两步远的地方有把椅子，别碰着了”，而不只是说“小心，前面有把椅子”。

第四节　护士与急诊患者的沟通

急诊患者多是突发性疾病的患者，需要立即进行处理或紧急医疗救护。临床见于外伤、严重感染、急腹症、心血管疾病、中毒等。急诊情况的病种繁多，但临床最常见的是各种原因引起的休克、急腹症等。

一、急诊患者沟通特点

（一）疾病特点

急诊患者由于起病急骤，躯体症状明显，大多数患者对疾病的病因、转归不明确，因而产生焦急的心理，希望尽快得到诊治，还有些患者由于遭遇意外事件，如车祸、火灾、溺水等，此时患者瞬间突然丧失心理应对，有强烈的求生欲望，渴望得到及时有效的抢救，因发病急骤，有的患者身边无亲属或同伴陪伴而倍感不安，有的因在单位或家庭中担任重要角色，使其放心不下工作或家庭负担而显得顾虑重重，焦虑不安。

（二）心理特点

急诊患者因所患疾病不同，具体的发病情景不同，患者的心理也有很大的区别。意外损伤患者，无论何种原因所致的外伤，多出现伤口出血疼痛，突然受到刺激易产生恐惧、紧张不安心理，也容易将不冷静的情绪转移到医务人员身上；急腹症患者，可由各种原因引起剧烈腹痛，这类人常有烦躁、不愿意多说话、不信任治疗的心理。患者腹痛剧烈，难以忍受，迫切要求止痛，如不予以用药止痛，就认为是医务人员不体贴，没有同情心，因此，医护人员要善于具体分析每个急诊患者的心理状态，以便有针对性地做好沟通。

二、与急诊患者及家属沟通时常见的问题

（一）交流的信息量不足

患者就诊时首先接触的是护士，急诊患者与家属都迫切想知道与患者的病情以及与治疗有关的一系列问题。如病情严重程度、治疗方式、预后等信息，如果护士对患者及家属的提问不清楚，会引起患者及家属对护士的不信任感，从而导致信息收集的不足，严重的会直接导致沟通的失败。

（二）沟通时使用专业术语过多

急诊患者对医学知识了解的程度不同，如果在沟通中护士过多地使用医学的专业术语，容易使患者及家属产生不解或误解，影响沟通效果。

（三）专业技术水平不高

医疗作为服务行业，使得患者及家属对医护人员的技术水平和服务质量要求较高。如果护士技术差，服务不到位，会引起患者及家属的不满。

三、与急诊患者沟通和建立护患关系的原则

（一）主动热情接待患者

急诊患者大都求医心切，一旦进入医院，顿有绝路逢生之感。这时，医护人员应

当做到紧张而又热情地接诊，亲切而又耐心地询问，悉心体贴，周到关怀，以消除患者的恐惧心理。

（二）急而不慌，忙而不乱

医务人员必须有较强的应变能力，急而不慌，临危不乱，要沉着镇定地采取有效的措施，并适时地给患者或家属以必要的安慰，以取得很好的配合。

（三）争分夺秒，果断处理

急诊患者发病急，来势凶猛，这就要求医务人员争分夺秒，果断采取最佳的急救措施，如做必要的检查和对症处理，清创、包扎、输液、输氧、输血、人工呼吸、复苏术等，这样才能化险为夷，甚至起死回生。否则处理不当，造成不良后果。因此对急诊患者进行沟通要突出一个“急”字，牢固树立“生命第一，时效为先”的急救理念，做到急患者所急，争分夺秒，全力以赴，尽量缩短从接诊到抢救的时间，以便赢得患者的生命。

四、与急诊患者沟通的途径及技巧

（一）精湛的业务水平是有效沟通的基础

医护人员的医德和技术是患者获得安全感的基础，护理人员在沟通中，应不断地加强自身素质，提高自身的急诊、急救业务能力，精湛的业务水平能赢得患者及家属的信任，为护患进行有效的沟通打下坚实的基础。医护人员娴熟的操作技术和严谨的工作作风，也是患者的安全保障和依靠。

（二）语言通俗易懂

护理人员在收集资料和患者交谈时，目的性明确，要选择合适的时间、地点与患者交谈，沟通时要随时观察患者，针对患者提出的问题，根据患者不同的文化层次，进行回答，做到语言通俗化、口语化。

（三）遵守职业道德

增强法律意识，减少和避免工作中的差错事故，保护患者及医务人员自身的合法权益，并为患者提供优质服务。倾听患者的心声，关心、同情和照顾患者，营造温馨的环境。

（四）注意提问的技巧

与患者交谈应尽量简短，可提出一些封闭式的问题，只要患者回答“是”或“否”。一般来说，时间不要太长，同时避免一些不必要的交谈内容，以免加重患者的痛苦。

第五节　护士与危重患者的沟通技巧

危重患者由于起病急、病情变化快、并发症多，其心理变化与一般患者有所不同。有调查显示，重症监护室中约有50%的危重患者会发生不良心理反应，且这些心理反应受多种因素的影响。

一、危重患者沟通特点

（一）疾病特点

危重患者生命危急，病情危重、复杂、多变，除了疾病给患者带来的难以忍受的痛苦外，各种监测、频繁的治疗，如气管插管、使用呼吸机、吸氧、鼻饲管、导尿管、心电监护、固定体位、连续不停的静脉输液给药等，也使患者承受着生理和心理上的压力。

（二）心理特点

危重患者病情凶险，应激心理反应强烈而且复杂。心理反应的强弱和持续时间的长短，不但取决于疾病的性质、严重程度，也受到患者对自身疾病的认知，以及患者的心理素质、人格特性、文化社会环境等多种因素的影响。大部分患者的疾病经过治疗可以治愈，但不论医学发展到什么程度，总有一小部分患者因医治无效而面临死亡。死亡是突然发生或久病造成的。一般说护理重危患者和安慰本阶段患者的家属，是护理上最难处理的情况。各种危重患者的心理反应存在一定的共性规律。

1. 极度恐惧和焦虑　多发生于初入院的1～2天。危重患者多是突然起病，或突然遭受意外，或在原来疾病的基础上病情加重，救治困难，随时处于死亡威胁之中，常表现出极度的紧张、恐惧。例如急性心肌梗死的患者，发病时由于心前区剧烈疼痛，患者往往手捂胸前、面色苍白、大汗淋漓、屏气、双眼紧闭、不敢抬手抬腿、更不敢翻身，这种濒死的体验，使患者陷入极度的恐惧而难以自拔；大量出血（如肝硬化食管静脉曲张破裂出血、支气管扩张咯血等）患者，精神常高度紧张和极度恐惧。患者若知道自己面临生命垂危，表现极度伤感。大多数患者在这个时候不愿说话，但又不愿孤独，希望多见些亲朋好友，愿得到更多人的同情和关心。护士要同情和理解患者，尽量满足患者的需求，允许亲人陪护和亲友探望，让患者同亲人在一起度过不可多得的时光。

2. 孤独与忧郁　危重患者离开家庭和工作，对入院后的陌生环境缺乏心理上的准备。尤其是重症监护室的患者，因与外界隔离、家属探视时间短、医护人员忙于抢救工作而与其沟通的时间少，产生沟通交流障碍。在这种环境里，患者病情稍有好转就会产生孤独感。加之病房内各种抢救器材，如氧气、吸痰器、呼吸机、急救车等，也容易使患者触景生情，感到自己病情严重，担心能否好转，忧虑工作、家庭、生活，从而产生忧郁。主要表现为消极压抑、悲观失望、自我评价降低、孤僻寡言，常感到孤立无助，严重者可出现自杀倾向。

3. 期待与依赖　危重患者由于身体虚弱，生活自理能力差，渴望生存，期望迅速康复，故往往强化自己的患者角色，一切以自我为中心，对医护人员、家属、朋友依赖性增强，期待得到更多的照顾。

二、与危重患者沟通和建立护患关系的原则

（一）心理护理与紧急救护同时进行

根据患者的病情，护士可边观察边了解患者的心理反应，或边实施操作边扼要说明意图，以达到既消除患者疑虑又取得良好合作之目的。做好患者家属和亲友的思想

工作，是心理护理成功的重要环节。危重患者在救治过程中，其家属亲友由于对突发疾病的恐惧和缺乏了解，对亲人病情的担忧，往往会表现得惊惶失措，哭闹喊叫，甚至易怒、冲动，不但影响了正常抢救秩序和抢救过程，而且会给患者情绪带来很坏的影响，使之过分担忧自己的病情，加重心理负担，反而加重病情。而对于生活丧失信心，病程长、预后差的患者，亲友、家属的理解、体贴、关怀对患者心境的改善也正如雪中送炭，有着极其重要的作用，因此必须做好家属的思想工作。在允许的情况下，应向他们做好必要的病情介绍，讲明配合治疗的重要性，稳定情绪，使他们主动配合治疗，影响、感染患者的情绪，使救治顺利进行。

（二）依据不同心理反应进行有效的沟通

对于由错误的疾病认知导致的焦虑，应首先对患者进行有关医学知识的解释和健康教育。由治疗措施导致的各种不良心理反应，如：焦虑、恐慌、孤独、不信任、不安全感等，应结合所选择的治疗措施对患者做出细致充分的解释，必要时可以采用图示、手势等直观明了的方式使患者更深入地了解所采用的治疗手段，减少患者因不熟悉治疗措施所导致的不良心理反应。各医院的病室环境，或繁忙、嘈杂，或冷清、静谧，可能对危重症患者心理造成较大的压力，出现不同程度的焦虑、烦躁等心理反应。护理人员应注意细节，充分了解患者的心理状态，结合患者病情的发展变化，及时进行心理疏导，安慰鼓励患者，锻炼坚强的意志，树立战胜疾病的信心。必要时，还可以整合相关信息，启动患者家属支持系统，建立通畅的信息互通平台，及时反馈患者的心理状态，家属辅助参与对患者的心理护理，往往能起到事半功倍的效果。

（三）依据病情轻重缓急实施沟通

对于危重患者，时间就是生命，必须分秒必争，尽快救治。同时也应牢记，这类患者情绪反应强烈，而情绪对疾病又有直接影响，如急性心肌梗死患者，情绪不稳定可能导致患者病情急剧恶化，甚至死亡，因此稳定患者的情绪是不可忽视的工作。首先处理紧急的、严重危害身心健康的心理反应，当病情出现相对缓和时处理危害相对较小的心理应激反应。

三、与危重患者沟通的技巧

（一）提高专业技术水平

医护人员的救治水平，对急危重患者的心理影响很大，每一位患者都希望到一个医疗水平高的医院，找一个医术高的医生救治，对护士的要求也是同样，这就要求护理人员要有一个良好的职业素质，再加上扎实的基本功，执行医嘱的准确无误，技术操作的熟练利落，首先会在心理上使患者有一个良好的印象，就会让患者看到自己康复的希望，在安全感中，很快进入被救治的最佳心理状态，提高抢救成功率。

（二）重视心理支持

心理支持是指采用各种心理治疗方法给患者以不同形式和不同程度的支持。护士通过使用积极的语言表达、情绪感染直接影响患者的心理，使患者产生一种积极获取健康的内在驱动力，或者使那些心理处于极端矛盾和困惑的患者解脱痛苦，心态趋于平和。如在患者饱受疾病的折磨时，护士以热情关怀的态度、真诚关注的表情、亲切和蔼的言语、主动体贴的护理措施去为患者解除痛苦，使患者能感受到来自护士方面的心理援助，增加患者的安全感和归属感，目前，许多研究表明，家属探视并不是造成院内感染的主要因素，允许家属探视，可以降低患者及家属的焦虑程度，增加患者的信心，减轻患者的孤独。家属不仅仅是单独的探视者，还应成为医护人员的合作伙伴，共同对患者实施心理支持。

（三）加强非语言交流

除加强语言交流外，对于因气管插管、气管切开等原因失去了语言表达能力的患者，护士要加强非语言交流，掌握一些特殊的非语言沟通技巧，提高非语言沟通能力。如学会用眼、表情、手势、动作以及实物照片、会话卡、纸和笔去“听和说”。通过对患者表情、手势、口形的观察来判断患者所要表达的意图。例如，当给患者翻身时，患者紧锁眉头、龇牙咧嘴，护士可以在纸上写“你哪儿不舒服”再观察患者的手势，确定其部位。对患者的要求不能仅停留在“知道了”，还要明确表示“我正努力去做”，以解除患者的焦虑，使患者放心。

综合测试

1. 患儿，男，2 岁，因急性上呼吸道感染入院，入院之初护士对患儿进行心理护理时，错误的一项是
   A. 首次接触患儿先与其母亲谈话　B. 尽量固定护士连续护理
   C. 突然从父母怀抱中将患儿抱过来　D. 了解患儿住院前的生活习惯
   E. 保持与患儿父母密切联系
2. 护士在劝慰重病的刘大娘，在与其交谈时使用了安慰用语，不妥的是
   A. 声音温和　B. 表达真诚　C. 合情合理
   D. 给患者宽慰和希望　E. 详细告诉患者病情真相
3. 一病危患者用“舌尖轻舔口唇”告诉护士他“想喝水”，护士立刻明白了患者的意图，这说明非语言行为对语言行为具有
   A. 补充作用　B. 重复作用　C. 驳斥作用
   D. 调整作用　E. 强调作用
4. 患儿，女，4 岁，因患肺炎而入院，入院当天患儿哭闹不停，反复强调要回家。此患儿主要的身心反应是
   A. 担心　B. 谵妄　C. 痴呆
   D. 分离性焦虑　E. 攻击别人
5. 一听力残障患者有事需要帮助呼叫护士，护士的做法下列哪项不妥
   A. 在隔壁病房及时应答　B. 立刻到患者床边询问　C. 面带微笑询问患者
   D. 沟通时声音适中　E. 轻拍患者示意帮助

（罗正琴　罗　芳）

第八章　不同就诊区域的护理沟通

【学习目标】

掌握：与门诊、住院及社区患者的沟通途径与技巧，能根据不同就诊区域患者的特点进行有效的沟通。

熟悉：不同就诊区域患者的沟通特点与原则。

了解：不同就诊区域患者的心理行为特点，能够与其建立良好的护患关系。

第一节　护士与门诊患者的沟通

门诊是医疗机构为不需要住院的患者诊治疾病的区域，主要职责包括对患者的诊断治疗、健康咨询和预防接种等。根据不同二级或三级学科而专门设立的门诊，称为专科门诊，如口腔门诊、骨科门诊、消化内科门诊等。

一、门诊工作的主要特点

门诊患者数量多，疾病种类多，除了内科、外科、妇科、儿科病之外还有很多其他种类的疾病，如老年病、传染病、职业病等。门诊患者来自社会各阶层，由于职业、经济水平、文化程度、生活经历及社会背景都不尽相同，患者需求也就有所不同。门诊诊查环节多，从挂号、候诊、就诊到辅助检查、诊断、治疗、取药等，是一个比较繁琐的过程。门诊医生护士与患者接触时间短，沟通不深入，容易发生投诉。

二、门诊患者的心理和行为特点

大多数门诊患者由于对医院环境和医务人员感到陌生，对就诊程序不了解，对自身所患疾病缺乏认识，容易产生紧张焦虑的情绪。尤其是外伤、急腹症、高热等疾病对患者的生理和心理舒适造成严重影响时，患者表现为痛苦难忍、焦虑、紧张不安甚至恐惧。在心理上对医生护士产生依赖、期望值较高，希望得到医务人员热情、耐心、细致，较高专业水平的服务，能够尽快解除病痛。部分患者对自己所患疾病感到难以启齿，如妇科疾病，皮肤科疾病等，不好意思向医护人员诉说病情及病因，就诊时说话吞吞吐吐、回答问题避重就轻或编造病史等情况。患者希望医务人员能替她们保守隐私，能尽早明确诊断和治疗。部分慢性病患者由于疾病长期缠身，治疗效果欠佳，患者常常出现焦虑、抑郁等心理，有时表现为抑郁少言，有时表现为暴躁、对医务人员不信任。

三、门诊护士与患者的沟通技巧

在门诊整个过程中，护士和患者接触最为频繁，因而门诊护士与患者沟通显得尤为重要。护理人员在就诊各个环节的沟通技巧，将直接决定患者就诊过程是否顺利进行，以及可能会产生的医患、护患矛盾及纠纷。

（一）导诊过程中护士与患者的沟通技巧

1. 导诊护士主要工作职责　导诊护士主要的工作职责是指导患者熟悉医院的就诊环境，协助患者挂号；解答患者的疑问，包括医院的相关规定、就诊时的注意事项；根据门诊区域的情况正确做好疏导工作、按序就诊、维护门诊秩序，为患者提供和谐、有序、整洁的就诊环境；利用自身丰富的临床经验和系统的医学知识，通过对患者的观察、与患者和家属的交流，合理安排患者就诊，做好预防和应对突发意外情况的准备。

2. 导诊护士与患者的沟通途径和技巧　导诊护士是患者就诊过程中接触的第一人，与患者的接触最为频繁，因此，导诊护士与患者的沟通技巧就显得尤为重要。

（1）导诊护士应着装整齐，举止大方，微笑服务，通过对患者身份和表情的观察，了解患者的基本病情及心理需要，为语言沟通做好准备。

（2）针对不同的患者选择不同的沟通方式。①门诊有许多患者初次就诊，不懂医学知识，无法正确就诊。与这类患者沟通时，导诊护士语言应通俗易懂，态度应平易近人，要耐心询问患者疾病情况，指导患者选择相应的专科就诊，保证患者正确就医。②急重症患者病情危重，需要立即治疗。在导诊时，护士应敏锐、快速地在短时间内判断患者的病情，将其分诊到相应的诊室，这样不但可以避免患者不必要的奔波，还可以为抢救患者的生命赢得宝贵时间。与这类患者沟通时，护士首先要保持冷静，语言要温和简洁，动作应轻柔熟练。③门诊还有很多慢性病患者，他们往往对自身疾病有一定认识，对医院有一定程度的了解，因此对医生的选择有较多的要求。导诊护士遇到这类患者时应该主动服务，态度要热情，及时向患者做好解释工作，积极与门诊医生联系，为患者提供方便，尽量满足患者要求。总之，导诊护士应根据患者的病情及个人特征选择合适的沟通方式。

（3）耐心倾听患者的各种询问。部分门诊患者由于对医院环境和医务人员的陌生、对自身疾病的恐惧担忧，常常表现为情绪焦急，语言凌乱等，护士要耐心倾听患者的各种询问，同时给予正确的解释和指导，根据患者叙述的症状，及时正确地引导他们就医，尽可能缩短他们在门诊的候诊时间，使其高兴地走进诊室。还有部分门诊患者由于知识水平低、年龄大等原因，对事物的理解能力欠佳，他们会就某件事情反复询问。作为导诊护士，应耐心倾听患者的询问，详细地为患者解答，避免不耐烦。总之，有效倾听是导诊护士一项必须做好的工作。

（二）诊断室护士与患者的沟通技巧

患者被分诊到相应的科室门诊之后，将由各诊断室护士来接待。护士与患者接触时要热情接待，语言、态度最为重要。

1. 注意形象　护士应衣着整洁，仪表端庄，给患者留下美好的第一印象；微笑服务，以此来增加亲和力，缩短护患双方的心理距离，增强患者的信心，增加患者对护士的信任感。

2. 善于用语言沟通　这其中包括，应使用规范

> **课堂互动**
>
> 患者，女，69岁，患糖尿病15年，今晨查体温39℃伴咳嗽咳痰。患者坚持要挂糖尿病专科王教授的号，她非常相信王教授。作为护士你如何与该患者交流，指导她正确就诊？

化的服务用语，要用普通话，尽量不用方言；要根据患者的性别、年龄、职业、文化程度的不同，组织不同的语言，尽量使用通俗易懂的语言；回答患者的问题要科学负责，语言要有逻辑性，在解答患者关于疾病方面的专业性问题时，要以事实为依据，科学为准则，不能拍胸脯、乱许诺，如“你放心，这个病我们一定能治好”，也不能一推了之，如“我不知道，你去问医生”。主动向患者进行自我介绍，如“您好，我是××科门诊护士××，您有什么需要我帮助的吗?”；在与患者接触的过程中，要留心记住患者的姓名，给予恰当的称呼，如“李教授”“唐师傅”“小王”等。恰当的称呼是对患者的尊重和关怀，可使其消除紧张心理，主动配合治疗；在接诊过程中，护士多用“请、您、谢谢、对不起”等礼貌文明用语。

3. *要和患者进行有针对性的语言交流* 首先，与患者的交流语言内容要恰当，与急重患者交谈要以安抚为主，使其减少惊恐。与慢性病患者交流要着重解释，使其安心。与女性特别是感情脆弱的女性患者交流，要避免谈及敏感话题，在交流中要多鼓励和安慰的语言，树立患者战胜疾病的信心，减轻患者的心理压力，安心接受诊察。其次，与患者交流时语言形式要优美。与患者交流的语音、语调要适中，过高、过重使患者认为护士不耐烦，而过低、过轻则会使患者以为护士漠不关心。当然，对于特殊患者如老年人、听力下降者应适当增大语音、语调；语速要恰当，过快的语速会使患者感觉护士没有耐心，而且不易听清，不能正确理解谈话内容。最后，要善于用非语言沟通技巧，如耐心倾听，倾听时应平视患者，保持眼神的交流，用心倾听以示尊重，不随便打断患者的谈话，适当的应和患者的问题，通过眼神的接触和交流，以关注的表情来表示对患者说话内容的理解和同情。对就诊的婴幼儿，可用关爱的触摸使其产生安全感；对疼痛的患者触摸，给予心理的安慰；对老年人的搀扶使之受到尊重与关心；所以适当的触摸能使患者感到体贴、理解和支持。

（三）门诊治疗室护士与患者的沟通技巧

门诊诊断后，患者将进行门诊治疗。在治疗过程中，护理人员要充分尊重患者，结合本身岗位的特点，通过语言、行为、态度等方式，使患者消除恐惧和不信任的心理，顺利完成疾病的治疗过程，使患者早日康复。

1. 治疗时护理人员应主动和患者交流沟通，通过亲切的问候、耐心的询问等方式与患者交流，分散他们的注意力，缓解他们的紧张情绪，如“您哪里不舒服啊”；还可以进行相应的健康教育，如“您知道得了高血压，那平时的饮食应注意什么您知道吗”；还可以与患者聊聊家庭孩子等患者感兴趣的问题。通过语言分散患者的注意力，可以消除患者对治疗的恐惧心理，使治疗护理工作得以顺利进行。

2. 护理工作者应具有丰富的专业知识和良好的操作技术。护士要具备娴熟的技术，在执行各种操作中，必须严格遵守查对制度，掌握无痛注射原则，可以使患者减少对治疗的恐惧感。在各种穿刺治疗中，要尽量做到一次成功，如出现失误，应及时向患者道歉，取得患者的理解，不能只强调客观理由，这样易引起患者的反感。护理人员熟练的操作技巧实际也是一种综合性的非语言沟通，是护患沟通的重要方面。

3. 门诊护士接收急重患者时，应注意观察患者的病情、表情，短时间迅速掌握患者病情、诊断、治疗措施以及患者的心理状态，做好相应的护理是非常重要的。针对急重患者对疾病的担忧心理，护士首先应以敏捷的速度，熟练的技术为患者实施治疗处置，让患者首先在心理上对医护产生信任感，接下来应以关心、亲切的言语解释患者的病情，讲明疗效，让患者放心，配合治疗，树立战胜疾病的信心，克服担忧恐惧心理接受治疗和护理。

4. 护士在实施治疗的过程中要以高尚的职业素质、道德和同情的语言跟患者进行沟通。护士作为沟通者，态度要诚恳，要设身处地为患者着想。如当一位慢性病患者在抱怨治疗效果不好时，护士应该认识到发牢骚本身也是情绪的一种发泄，是寻求心理平衡的一种方式。护士在其发牢骚讲怨言的时候应细心聆听，并耐心的予以解释、安慰和疏导，使患者以愉快的心理接受治疗处置。对于怀有猜疑性心理的患者，护士应认真讲解药物的疗效，病情的缓解过程，增强患者战胜疾病的信心。

四、门诊发生护患纠纷的原因和应对措施

门诊是医院的窗口，门诊服务质量直接影响着医院的形象。门诊发生护患纠纷可能有患者的原因，对此，我们应提早认识，作好相应的防范和解释工作。如是护理人员的原因，应积极采取应对措施，防患于未然。

（一）患者方面的原因及应对措施

1. 患者对护理人员不信任　部分患者认为护士只会简单的技术操作，医学知识不如医生懂得多，因此不愿意与护士沟通，对护士的忠告心存怀疑，缺乏对护士的信任，这样就可能在护士与患者的沟通中出现冲突，发生护患纠纷。对此，护士除了要加强自身业务水平的提高外，还要加强与患者的沟通，消除患者的偏见。

2. 患者的情绪影响了护患沟通　疾病不仅给患者带来了生理上的不适，同时也会影响患者的心情，容易出现沮丧、失望、烦躁、抑郁或激动、敏感、易怒等情绪。因此，在与护士接触过程中容易发生纠纷。对此，护士要充分理解患者，要学会换位思考，用优质的服务为患者解除病痛。

3. 候诊时间过长及秩序欠佳　患者从挂号、候诊、交费、检查、治疗和取药等，是一系列多环节的流程，看病高峰期时每个环节往往需要排队等候。患者本身因疾病困扰而情绪处于易激怒状态，这个时候如果患者稍有不顺即可能发生护患矛盾。比如，某些患者因关系插队或走后门而破坏原有的排队秩序，或个别医务人员长时间脱离岗位等，直接延缓了患者的诊治时间，患者因而产生不满。对此，护士应注意维持门诊就诊的秩序，对待患者一视同仁，同时要严格遵守相关的规章制度。

> **课堂互动**
>
> 患者，男，76岁，上腹持续刀割样疼痛5小时。患者儿子背着老人直接进入诊室。护士上前严厉的批评患者：“你还没有挂号，请到外面等着，不要影响其他人看病。”如果你是当班护士，你如何处理这件事情？

（二）护理人员方面的原因及应对措施

1. 护理人员在工作中缺乏为患者主动服务的意识　当前，患者对就诊环境、医疗技术及服务态度的要求越来越高。护理人员说话语气生硬，工作态度不严谨、工作责任心不强、未认真履行岗位职责，工作之余聊天，对患者存在的问题不能给予及时的答复等，此类现象都易导致护患纠纷的出现。为此，护士应增强服务意识，树立“以人为本，以患者

为中心”的服务理念。平时多进行相关的人文知识的学习，改善服务态度；主动征求患者意见，针对患者提出的意见，分析护理工作中存在的问题，针对具体问题进行学习提高，培养服务艺术。

2. 护理人员认识不到与患者加强沟通的重要性 门诊护理工作环节多、工作量大、专业技术强、时间连续性强，使得护士忙于应付手上的工作，而忽视了与患者的沟通。部分护士对于患者的问题、感受不能及时的给予反馈，甚至说话语气生硬、态度恶劣，从而引起护患之间的纠纷。为此，护士必须掌握相关的沟通技巧，加强沟通能力的训练，要学会如何做到举止文明，态度温和，给人亲切感、信任感和易接近感。同时应学会换位思考，理解和尊重患者，以健康、乐观、宽容的心态去面对患者，去与患者沟通交流，努力营造一个良好的就医环境。

3. 护理人员缺乏专业知识和专业技能 患者都有迫切想了解自己病情及疾病相关知识的心理，如果护士缺乏专业知识，不能及时正确回答患者提出的疑问或对患者的疑问解释不清楚，就会影响患者对护士的信任度。同时，如果护士的专业技能不娴熟，出现穿刺失败、抽错血、打错针、拔针不及时的现象，也容易引起患者的不满，引发护患纠纷。为此，护士要加强对专业知识与技能的学习与培训，掌握过硬的理论知识和技能，努力做好护理工作。

第二节 护士与住院患者的沟通

患者经过门诊医生诊断后收治住院接受治疗，从办理住院登记到康复出院，都离不开护理人员的服务。在此过程中，护士在实现从患者入院评估、确立护理诊断、制定护理计划、组织实施和效果评价的护理行为中都需要得到患者的支持与配合。任何技术操作的实施都离不开护患之间的有效沟通，任何常规的护理工作均包含沟通的成分，如各种操作的告知、卫生宣教等。有效的护患沟通对于提供成功的护理照顾十分重要，既维护了患者的利益，又有利于常规护理工作的开展。因此，住院过程中的护患沟通十分重要。

一、住院区护士主要工作职责

医护人员是医院重要的专业技术人员，护理工作根据各科室护理的情况不同、患者所患疾病及轻重程度的不同、护士本身的角色分工不同、轮换班时间的不同，在具体职责上有所区别，但也有一定的共性，具体包括以下几个方面：

1. 临床工作 在临床工作中，工作任务主要是为患者进行健康评估，作出护理诊断，参与患者的治疗护理并对护理后的效果负责。利用自己丰富的专业知识和技能，通过与患者的直接接触，能够发现患者存在或潜在的问题，预测护理效果，从而采取最有效的护理措施。

2. 教育 教育职能主要是对患者、家属进行健康教育，覆盖的领域很广，包括一般健康保健，疾病的相关知识、用药知识、出院指导等。除此之外，还对不同的护理专业人员例如临床护理人员、护士学生、社区护理人员等提供适当的教育。

3. 咨询 主要是为其他护理人员、医师、社会工作者提供帮助，以满足患者的需求或解决他们所面临的问题。因此，护士要以深厚的医学和专业护理的知识为基础，并对患者和家属有全面的了解，才能扮演好咨询的角色。

4. 研究　在临床工作中发现问题，研究解决这些问题的方法，并将研究成果应用到护理的专业领域。

5. 病房管理　主要是负责病区各项事务的管理，包括人员、财产、物品的管理。如贵重精密仪器的管理、药品的管理等。

二、住院患者心理行为特点及沟通对策

由于疾病导致患者的角色发生了变化，其生活环境及生活秩序也发生了改变，从而也给患者带来了一系列的心理和行为变化。不同的病情，不同的年龄，患者的心理反应不同。不良情绪可以影响人的免疫功能，如压抑、紧张可导致免疫功能低下，不利于疾病的转归。作为一名临床护理工作者，根据不同患者的心理反应，对患者采取有针对性的沟通与指导，使患者用一种最佳的心理状态来面对疾病，消除患者的不良情绪，提高免疫功能，配合医生做好治疗工作，对患者的康复有重要意义。

（一）焦虑和恐惧心理

焦虑和恐惧是危重患者、手术患者及中老年患者心理反应的突出特点，是患者在心理应激及矛盾冲突中的心理反应。主要表现为过分紧张，过分担忧疾病的转归和愈后，过多考虑疾病对家庭、社会和自己将来的影响而忧心忡忡，对一些能造成机体威胁性的特殊检查不合作。手术患者担心手术失败，术中术后病痛，器官功能的丧失，表现为心神不定，入眠困难，注意力不集中等。一些经济条件一般的患者，担心治疗费用过高等。患者过分的焦虑恐惧使精神紧张，影响机体的神经调节，产生一系列的代谢障碍。护理人员在和患者交谈过程中，要及时发现患者的焦虑反应，并采取不同的措施。如对诊断不明引起的患者焦虑，护士要及时反馈给医生，尽快明确诊断，及时与患者沟通病情；对治疗或手术顾虑者，要向患者说明检查和手术的必要性、安全性、可靠性；对外伤引起的患者焦虑，鼓励患者树立战胜疾病的信心，指导患者在治疗之余进行必要的娱乐活动，以分散注意力；对严重焦虑的患者，除给其心理指导外，可以适当的应用镇静剂和放松疗法。

（二）抑郁心理

抑郁心理主要是病情加重，器官缺失及癌症患者表现突出。特点是性格变得内向，易悲观失望，缺乏自信，自尊心受挫，绝望无助。护理人员应鼓励患者看到治疗中的有利因素，调动患者的积极性，使其看到疾病的好转，增加信心，最终使患者的抑郁情绪得到缓解，有利于临床治疗。

（三）孤独心理

孤独心理是老年患者的典型心理反应。由于患病住院，使其远离亲人，周围环境陌生，病情不稳定，患者感到生活孤独无味。主要表现为整夜难眠，烦躁不安，盼望着亲人陪伴探视，病情未治愈就想出院等。护理人员在与患者沟通过程中，如发现患者存在孤独心理表现，应及时主动关心患者，介绍病区生活和治疗安排，鼓励患者之间互相关心，互相照顾，多安排家属陪伴，多与患者沟通，使患者感到温暖。

（四）依赖心理

疾病使患者角色发生了变化，一些患者不能很好地解决此时角色变化所带来的冲突，在行为习惯上不能适应角色要求，导致角色紊乱。患者常有不同程度的依赖心理，表现为事事依赖别人去做，行为变得被动、顺从，感情脆弱、意志不坚、犹豫不决，一向好胜的人变得畏缩不前。严重的依赖心理对疾病的康复是不利的。在患者住院期间，护理人员应多指导患者进行自我护理，根据具体情况制定出自我护理计划，护理人员加以督促实施，提高患者的自理能力，使患者的身心平衡调节到最佳状态。

三、不同住院时期与患者的沟通技巧

在住院过程中，从患者入院至患者出院，护理工作大致分为三个时期。在不同的时期，护士与患者的沟通也各有侧重。

（一）初始期

从患者刚入院与护士第一次接触起，护患关系就开始了。良好的第一印象对建立好的护患关系起着至关重要的作用。护士端庄的仪表与优雅的举止使患者感到亲切，可以消除其陌生感；护士关注的神态使患者感受到自己被重视，可以消除其恐惧感。此期是建立良好护患关系的关键时期，主要目标是护患双方彼此熟悉并建立初步的信任关系。

1. 患者希望了解护士的业务水平、操作能力、脾气性格、工作责任心，甚至连护士的个人经历也想了解。此时，护士态度要亲切和蔼，仪表要端庄，对患者的称呼要得体，以获得患者的初次好感。护士要主动进行自我介绍，除了介绍自己的姓名、职务外，还应介绍自己在患者住院治疗过程中所承担的责任，并告诉患者住院的相关事项，如病区环境、各种设备等。这样可以帮助患者适应陌生环境，减轻心理压力。

2. 护士要了解患者的一般情况、病情、家庭和社会背景等。护士可以通过直接询问患者及其家属、进行体格检查、查阅患者的相关资料等方式来了解。此时，在沟通的过程中，护士要体现出热心、耐心、细心、责任心和同情心，全面收集患者的资料，了解患者的情况，确定护理问题，制定护理计划。

> **课堂互动**
>
> 一位高龄患者因高血压肾病收治入院。家人神色紧张地将其用平车推到护士站。当班护士说：“这里是护理站，不能入内。”其后带领家人将患者推到了病房，并对患者家属说：“这里不许抽烟，陪护不能睡病房里的空床……”此时，一位家人很不满意的说：“你还有完没完？”如果你是当班护士，此时你的沟通重点是什么？

（二）工作期

本期护士与患者彼此已经认识，护患关系初步建立，此期是护患关系最主要的时期，护患关系是否和谐，与患者恢复健康关系密切。工作期时间跨度相对较长，是护士向患者提供健康服务的主要工作阶段。这一时期护士的主要任务是在护患双方已经建立相互信任关系的基础上，帮助患者解决健康问题，满足患者的需求，促进康复。

1. 护士要以高尚的医德、深切的同感心、热情耐心的服务，关心、尊重患者，尽量满足患者的合理要求，赢得患者的信任和依赖。

2. 护士要以丰富的专业知识和精湛的护理技术服务患者，让患者觉得治疗有效果，愿意积极配合治疗。

3. 在这一过程中，如果护患双方发生一些不愉快或争执，护士应以积极主动的态度及时解决出现的问题。如护士埋怨患者不遵守医嘱，不主动配合；患者不满意护士服务态度或护理技术。此时，护士应真诚的关心患者，对患者提出的意见作出合理的解释，及时纠正工作中的不足之处。对患者不遵医嘱的行为进行耐心的劝导。

（三）结束期

在此期，经过治疗和护理，患者病情好转或基本恢复健康，护理目标已经达成，护士的健康服务即将终止，护患关系进入结束期。此期的任务是护患双方共同评价护理目标的达成情况，预计护患关系结束后患者可能面临的新的健康问题，协助患者制定对策解决这些问题，同时要妥善处理护患双方已经建立起来的关系，顺利结束关系。

1. 护患双方在这一时期，不能因病情好转或治疗成功而放松警惕，防止病情出现反复。

2. 护士应了解患者对自己目前健康状况的满意程度和接受程度，做好出院指导，评价护患关系发展的整个过程，患者对自身技术及沟通方面的意见，以促进自身不断进步。

四、住院过程中易引起的护患沟通纠纷及应对措施

（一）护患沟通信息过少

护士应针对住院患者不同时期的心理特点，将患者急于了解的问题向患者交代清楚，同时注意患者的感受和信息反馈。如果护患之间的信息交流过少，或忽视了这些交流，甚至某些事情未交代清楚，易造成患者的误解和不满，降低患者对医护人员的满意度，产生交流障碍，引发投诉及护理纠纷。如一位患者准备明日进行胃镜检查，护士只告知患者检查的时间，而未告知患者禁食水。结果第二天患者进食，导致胃镜检查无法落实，从而引发护患矛盾。因此住院过程中，护士必须与患者进行充分的沟通。

（二）护患沟通方式不当

住院患者由于疾病的困扰，身心比较脆弱，往往一句安慰的话或一句无心的话就能影响患者的心情。由于不同患者存在年龄、生活经历、家庭背景、文化程度等方面的差异，因此，如果护士在平时的交流中引用大量专业术语的话，容易使患者产生概念上的误解或不被理解，影响护患之间的沟通。所以，与患者交流沟通时，应使用恰当的语言，用通俗易懂的概念，否则，极易使患者产生困扰、误解和不满，引起护理投诉。另外，在一些非正式场合，如查房或做晨间护理时，护士不注意自己的语言表达方式，不考虑患者及家属的感受，说话直来直去，很容易造成患者及家属的误解，从而造成护理纠纷。如有同事来探望一位患者，此时护士去通知患者：“你欠费了，赶紧交费，否则要停药。”这时，患者会感觉很难堪，容易引起护患矛盾。因此住院过程中，护士一定要注意与患者沟通的技巧。

（三）护士专业技术水平较低

在临床工作中，护士在与患者交流的过程中，态度、语言等都运用的非常好，平

时的护患关系都非常好，但由于专业理论知识不够，专业技能不娴熟，对患者提出的疑问不能及时给予解答，或解答问题时混淆概念、含糊其辞；为患者穿刺时不能“一针见血”，也极易引起患者和家属的不满，引发护理投诉。如连续为一位患者静脉穿刺3次仍未成功，导致患者不满。所以，护士一定要加强专业理论和技能的培训，增加患者对护士的安全感及信任感。

第三节 护士与社区患者的沟通

社区护理是将公共卫生学及护理学理论相结合，用以促进和维护社区人群健康的一门综合学科，是以居民的健康为中心，以老年人、妇女、儿童和残疾人等社区人群为主要服务对象，向他们提供集预防、医疗、护理、康复、健康教育和计划生育技术为一体的综合、连续、方便、快捷、经济、优质的医疗卫生护理服务，以达到促进和维护社区人群健康的目的。从以上社区护理的概念不难看出，它对护理人员的理论知识、专业技能及沟通技巧要求更高。

一、社区护理的工作职责

由于社区护理的工作环境、服务人群的特殊性，决定了护理工作者在工作中担负的工作职责有别于医院护理人员的职责。社区护士的职责和任务主要分为两个方面的内容：一是针对社区内患者而开展的治疗性的护理服务，称之为社区医疗护理。主要内容包括：参与社区诊断工作；参与社区传染病预防与控制工作；参与完成社区儿童计划免疫任务；承担就诊患者的护理工作等。二是针对社区人群开展的健康教育、咨询、行为干预等预防保健方面的工作，称之为社区保健护理。主要内容包括：对社区人群的健康教育与咨询、行为干预和筛查、健康档案建立、高危人群监测和规范管理工作；参与社区康复、精神卫生、慢性病防治与管理、营养指导工作；对老年患者、慢性患者、残疾人、婴幼儿、围产期妇女提供康复及护理服务；参与计划生育技术服务的宣传教育与咨询等。

二、社区护理工作的特点

（一）预防保健为主

社区护理的服务宗旨是提高社区人群的健康水平，以预防疾病，促进健康为主要工作目标。通过一级预防途径，如卫生防疫、传染病管制、意外事故防范、健康教育等，达到促进健康、维护健康的目的。相对医院护理工作而言，社区护理服务更侧重于积极主动的预防，通过运用公共卫生及护理的专业理论、技术和方法，促进社区人群健康，减少社区人群的发病率。

（二）强调群体健康

社区护理是以社区整体人群为服务对象，以家庭及社区为基本的服务单位。社区护理的工作就是收集和分析社区人群的健康状况，运用护理程序的工作方法，解决社区存在的健康问题，而不是单纯只照顾一个人或一个家庭。社区人群包括健康与疾病、残障或临终的人、家庭、团体、各年龄段和社会阶层的人群。社区卫生护理对象包括：

个人、家庭、团体、人口群体、社区五个层次。

（三）综合性服务

由于影响人群健康的因素是多方面的，要求社区护士的服务除了预防疾病、促进健康、维护健康等基本内容外，还要从整体全面的观点出发，从卫生管理、社会支持、家庭和个人保护、咨询等方面对社区人群、家庭、个人进行综合服务。这种服务涉及各个年龄阶段、各种疾病类型；服务范畴“六位一体”、体现生理、心理、社会整体。

（四）具有较高的自主性与独立性

社区护士的工作范围广，而且要运用流行病学的方法来预测和发现人群中容易出现健康问题的高危人群。在许多情况下，社区护士需要单独解决面临的健康问题，因此，社区护士较医院护士有较高的独立性，需要具有一定的认识问题、分析问题和解决问题的能力。

三、社区护理沟通的特点

由于社区护理的工作环境及服务人群的因素，社区护理中人际沟通的特点有别于医院等医疗环境，其主要体现在：

1. 工作范围不仅局限在社区医院，而是遍布社区的各个角落，社区护士要将自身融入社区居民中去，把自己当做他们的一员，把社区当做自己的家，这就要求护士在沟通中对居民家中的情况了如指掌，和他们的沟通多以聊天、话家常的方式进行，这种沟通受时间、地域的限制更少，交流起来更加自然、随意，也更加容易收集到真实完整的健康资料。

2. 由于社区护理工作包含预防、保健、康复、医疗、健康教育和计划生育等，涉及医学、人文、自然科学等方面的知识，护理人员自身的综合素质的高低决定了其能否出色地完成这些任务。

3. 社区护理对象更加广泛，不同的年龄、不同的性别、不同的健康状况、不同的疾病种类都会接触到，因而工作量更大，要求护士掌握更多的沟通技巧。

四、与社区护理中各种类型人群的沟通

（一）与社区儿童的沟通

儿童保健是社区护理工作中的一个重要组成部分，而儿童对护士或多或少都有一定的恐惧感，社区护士要做好儿童的健康保健工作，仅仅掌握好专业知识是不够的，还必须学会如何和儿童进行更好更有效的沟通，消除儿童的心理恐惧感，使他们更好的配合工作。

孩子是世界上最纯真无邪的，在与其沟通的方法上，要取得孩子的充分信任，充分运用语言和非语言的沟通技巧，努力创造不同的沟通途径，让沟通变得简单、有趣、有效。初次接触患儿及其家长时，除了主动介绍自己以外，还应亲切询问一些患儿熟悉的生活与事情，这样有助于消除患儿紧张情绪，同时应该注意语气、顿挫、声调、音量和速度，鼓励患儿自己做介绍或提出疑问。根据不同年龄患儿的语言表达能力及理解水平选择用语，尽量采取肯定的谈话方式和患儿自己熟悉的词句，不仅有助于患儿理解，也能促进主动配合。在患儿叙述中，社区护士应以诚恳的态度表示接受与理

解，不能敷衍了事。社区护士在日常护理工作中对待患儿要平等、尊重，如与患儿交谈时采取蹲姿以达到与其眼睛在同一水平线，尽可能地满足患儿的要求等。与患儿沟通时要了解孩子的天性，对患儿多进行鼓励表扬，比如治疗前后特别是肌肉注射和静脉注射，患儿都比较惧怕，看见护士，就开始哭闹，乱踢乱动，此时要先鼓励他是一位坚强、勇敢、不怕痛的好孩子，同时请他给比他年龄小的病友做榜样，由于孩子的好胜心和虚荣心，他很快就会配合，待顺利扎完针后可给本图画书或糖果等作为奖励，这样对指导患儿顺利通过治疗过程中产生的不良情绪，使其积极协助护理和配合治疗有很大帮助。

（二）与社区女性的沟通

1. *与青春期女性的沟通* 女性在进入青春期以后，在激素调节下出现生殖器官发育、月经来潮和第二性征发育，同时身高迅速增长、体重增加。随着生理的发育，心理和情绪也开始变得复杂，对性知识和异性开始产生兴趣，对外界敏感，朦朦胧胧出现两性意识，有时会产生性的冲动。同时，想独立却又缺乏独立的能力，因而常常表现出其矛盾的一面，叛逆、不听话。在此期间，必须对孩子进行青春期保健知识的宣传和指导，对性知识和道德法制观念的良好教育，对心理生理困惑及时的解答和疏导，帮助青春期女性平稳度过这一敏感时期。

对青春期女性进行教育疏导时，社区护士必须掌握要领。首先要选择合适的沟通环境。要注意把握青春期女性羞于对人谈论自己的变化这一心理，在合适的环境下通过对男性和女性的生理结构进行讲解，消除其对异性生理的好奇心理和对自身发育的困惑。其次要以平等的姿态进行沟通。社区护士要从内心真正地把对方当做成人来看待，而不应该像对待小孩那样，让对方感觉交流不真诚，更不可以用一个过来人的姿态来教育对方，要取得对方的信任，让对方感觉你不仅是一位社区护士更是一个值得信赖的可以交心的朋友。最后要注意循序渐进。交流的时候要有耐心和忍耐力，不要指望着通过一次谈话就能解决问题。

2. *与育龄期妇女的沟通* 妇女的育龄期主要分三段进行，分别为怀孕前、怀孕期和生产后。社区护士在这三个阶段中同育龄妇女沟通的主要方式就是对她们进行健康宣教和健康指导，而且要注意各阶段宣教的内容各有侧重。①怀孕前可以通过组织讲座和制作宣讲小册子的方式，使育龄妇女了解婚前检查的重要性，鼓励育龄女性做婚前健康检查，进行卫生指导，卫生咨询，使之有一个健康的身体，同时要注意讲座的过程要将平时难以理解的医学语言转化为通俗易懂的日常生活中的语言，制作宣讲小册子内容应该尽量的简单明了，让育龄妇女能很快了解到所要宣讲的知识。②怀孕期要为育龄妇女提供产前照护，协助产妇获得良好的产前检查、早期检测不正常或危险的妊娠症候、对有关孕期的营养和各阶段常见的健康问题进行指导和处理。在此期间，对社区育龄期妇女要建立健康档案，定期进入育龄妇女家中探视，询问近期情况并检查其所食营养是否合理以及家庭环境是否利于胎儿发育。③产后要及时了解产妇情况，并宣讲健康知识，协助产妇预防产后出血、产褥热、乳腺炎等并发症，鼓励接受产后检查、产后营养、身体卫生、母乳喂养的指导，新生儿照护，产后避孕等问题的指导。

3. *与更年期妇女的沟通* 妇女进入更年期后，女性在生理上产生一系列的变化，加之在此阶段许多生活事件的影响，更年期妇女心理上非常容易产生不平衡。更年期妇女的这些问题如不及时调整，不仅影响身心健康，亦可导致心理障碍、诱发身心疾病。因此更年期妇女的护理也是社区护士的一项重要的工作。社区护士在沟通过程中要学会用科学的方法为更年期妇女解读存在于她们身上的种种不适症状，使她们充分了解更年期这一生理现象的成因，消除她们的紧张情绪，同时要做好卫生指导，预防更年期常见病症的出现。每隔一段时间组织社区年龄相仿的人群进行集体活动，让她们在一起交流，释放她们的压力，宣泄出她们内心压抑的情感，使之认识到更年期其实并不可怕，只要保持良好的心态一样可以活得优雅动人。此外要有耐心倾听更年期妇女的倾诉，要多跟她们进行交流，做一名忠实的听众。

（三）与社区老年患者的沟通

老年人常患多种慢性病，这些慢性病多数不可能痊愈，需经常服用各种药物，定期检查随访。有些患者年老体衰，记忆力减退，生活自理能力减弱，需要有人给予照顾护理。老年患者的护理除了生活护理外，还要注意心理护理与合理调制饮食，需要社区护士进行专业指导。由于慢性病长期缠身，迁延难愈，给家庭成员带来不少麻烦，患者常出现焦虑、内疚、自责的心理，甚至消极悲观，自暴自弃，可出现绝望、厌世心理，有时表现为抑郁少言，有时表现为暴躁、怒气冲冲，遇到一些琐碎小事就大发雷霆。对于这种心理变化，社区护士要热情关心，耐心引导，帮助患者树立战胜疾病的信心。对于患者的粗暴无礼，要给予深切的理解，切勿感情用事与患者争吵，伤害患者的自尊心，要以深切的理解与真诚的同情心去感化患者。要与患者促膝谈心，帮助他们正视现实，用鼓励他们斗争的生动事例开导启发患者，增强患者的心理承受能力，充分调动患者的积极因素，主动配合治疗。单调、乏味的生活，会增加患者的寂寞感，加重焦虑与烦躁，因此社区护士可以在患者病情允许情况下组织适当的文娱活动，丰富老年患者的生活内容，帮助老年患者克服消除不良情绪的滋长，驱散患者心头的忧郁与烦闷。

（四）与社区慢性病患者的沟通

近年来，慢性病的发病率及死亡率呈逐年上升趋势。慢性病的特点决定了其住院时间的有限性，更多的时间是家庭疗养。因此，慢性病患者实施居家护理已成为社区护理的一个重要内容，而与慢性病患者的有效沟通是社区护士护理工作进行的前提。慢性病由于不能完全治愈，需要长时间用药，容易导致慢性病患者出现自卑、暴躁、自暴自弃、不信任治疗等心理问题。因此社区护士在沟通中要用良好的形象、专业的知识、热情的服务态度来感染患者，给患者营造一种积极向上的氛围，取得患者的信任，帮助患者重拾生活的信心。由于慢性病患者遭受长期的病痛折磨，身体一般会比较虚弱，社区护士在沟通的过程中应该注意沟通时间不宜过长，且最好选在患者家里进行，在沟通过程中若发现患者有不适应当立即停止。此外，由于慢性病患者治病心切，往往盲目求医问药，私自乱用药物，常可能因此造成严重后果。所以社区护士要利用合适的方法让慢性病患者遵守医嘱，在正规的医院里就诊，不道听途说胡乱用秘方、验方，不要去游医处乱投医。

（五）与社区精神病患者的沟通

精神病患者一般存在较多的心理问题和精神症状，常表现为敏感多疑、焦虑、忧郁或者狂躁、兴奋，但他们同样也需要别人的理解尊重，因此社区护士要在尊重、宽容、坦诚、平等的前提下与患者进行沟通。精神病患者由于疾病原因，心理特征与思维方式与普通人群存在差异，在与精神病患者沟通过程中要注意以下技巧：

> **课堂互动**
>
> 最近，小区里有人来发医药品广告，说有一种治疗中风的特效药，吃药两个疗程，瘫痪20余年的患者都可下床活动。为此，小区内有很多老人想去买，但由于价格昂贵，许多人都在犹豫不决。作为这个社区的护士，此时，你会怎么办？

1. 重视语言沟通　沟通前，护士应熟悉患者病情；沟通时尊重患者，灵活运用交谈技巧。在与患者沟通接触前，要全面了解患者各方面情况，熟知病史、治疗和护理等有关情况。同时还要了解患者的兴趣爱好、个人特征、生活习惯、家庭经济状况、学习或工作情况等。在接触患者时尊重患者，形成良好护患关系，提高沟通的效果。精神病患者因病常敏感多疑，因此对患者羞于启齿的言行遭遇尽量不提及、不议论，不可任意谈论病情表现或不良预后。与患者交谈时，侧重于帮助患者明确自己的问题和忧虑，帮助患者顺利克服个人的身心障碍。

2. 善于启发、引导患者　护士要善于表达自己对患者的关心理解。注意发现患者感兴趣的话题，启发引导患者说话。沟通方式灵活，因人而异确定沟通的途径。如：①有的患者在表达自己的感受和经历时，会偏离主题或思维停顿，沉默不语。遇到这种情况要具体分析：患者是不愿说出自己的问题，还是不会描述要谈的问题，还是其他原因。护士应给予适当的启发，使患者完整说出内心想法。②在接触幻觉、妄想的患者时，不要因其荒谬的思维而随便打断患者谈话，更不要与之争辩或强行指出其病态，否则将会阻碍患者的表述。③对忧郁、情绪消极的患者，护士应以热情鼓励的话引导患者回忆以前的成绩。④对精神衰退或思维迟缓的患者，护士应耐心重复主题，启发诱导患者按主题思路进行沟通。

3. 耐心倾听　应以专注的表情，很投入地倾听患者讲述。最理想的倾听态度是有同感的倾听。边听边进行分析思考，筛选出患者话语的中心内容及“弦外之音”，掌握患者的真实思想，以获取诊断所需的资料。由于精神病患者思维活动异常，常常使交流速度变慢，此时护士不得在患者面前表示出丝毫不满或不耐烦，而应做有效的聆听者，然后给予适当的劝慰，使患者感受到护士的关爱，将有利于患者消除警戒，增加信任和依赖。

4. 重视非语言沟通的作用　护士的仪表姿态，如表情、姿势、眼神、手势等，在沟通中有重要作用。如兴奋冲动患者伤及他人时，护士以镇静的态度，一手握住患者打人的手臂，另一手轻拍其肩，配合温和坚定的话语，使患者顺从并逐渐安静。有时在交谈中，适时的沉默可以给护患双方以思考的时间，如对抑郁状态的患者，当他沉默不语时护理人员可默默陪伴患者一段时间，可让患者感到护士对他的接纳和陪伴，然后根据患者感觉，适时发问。患者悲伤哭泣时抚摸可使他感到你的同情和关心，但对异性患者应慎用触摸。

综合测试

1. 患者，男，22岁，患有性病，认为自己患病是一种惩罚，并且认为患的是为社会所不能接受的疾病，产生潜在的暴力行为，此种对疾病的心理反应属于

A. 罪恶心理　B. 卑微心理　C. 孤独心理
D. 焦虑心理　E. 恐惧心理

2. 危重患者最突出的心理反应特点是

A. 焦虑恐惧心理　B. 抑郁心理　C. 依赖心理
D. 孤独心理

3. 老年患者最突出的心理反应特点是

A. 罪恶心理　B. 孤独心理　C. 焦虑心理　D. 恐惧心理

4. 门诊护士在与患者的语言交流中，下列表达正确的是

A. “您好，我是××科门诊护士××，您有什么需要我帮助的吗？”
B. “你放心，这个病我们一定能治好”
C. “我不知道，你去问医生”
D. “你提出的问题我不懂”

5. 住院环境中易引起的护患沟通纠纷的原因表述不正确的是

A. 护患沟通信息过少　B. 患者情绪不稳定　C. 护士专业技术水平较低
D. 护患沟通方式不当

6. 一位护士为一位即将出院的术后患者进行出院前的健康指导。此时护患关系处于

A. 准备期　B. 初始期　C. 工作期　D. 结束期

7. 王女士昨天刚刚做了双下肢截肢手术，早上护士进病房时发现她躺在病床上暗暗的流泪，此时护士的最佳反应应该是

A. 佯装没看见
B. 询问同室患者
C. 静静地坐在床边陪陪她
D. 试着让她说出伤心的原因

8. 影响护患关系的因素是

A. 患者　B. 家属　C. 护士　D. 以上均是

9. 下列说法不正确的是

A. 护士的声调开始时就应与患者的声调相匹配
B. 当患者表露痛苦心情时，护士应及时转换话题
C. 尽量使用患者的用词、用语与其交谈
D. 避免评判患者

10. 下列场景中，与患者用语沟通适宜的是

A. “我知道您很痛苦，我可以理解您”　B. “你不应该那么想”
C. “你不应该伤害你自己”　D. “你怎么能那么做呢？”

（滕敬华）

第九章　不同护理情景中的沟通

【学习目标】

掌握：在不同护理情景中的沟通途径与技巧，能根据不同护理情景进行有效的沟通。

熟悉：不同护理情景的沟通目的；与不同的护理情景对象建立良好沟通关系的原则。

了解：不同护理情景对象的心理行为特征。

第一节　诊疗中的护理沟通

诊疗过程就是患者在住院过程中医院提供的服务和照顾，诊疗活动贯穿整个医疗服务的全过程。如何让患者配合我们完成各种治疗及操作，这需要我们了解不同诊疗过程中患者的心理特点及需求，同时针对不同诊疗情景，采取不同的沟通方式。

一、常见诊疗情景中的沟通

诊疗过程通常包括治疗过程、护理技术操作过程以及健康教育活动等内容。在各种不同诊疗过程中，患者的心理反应不同，需求也不同，沟通的目的及沟通原则也各有不同。

（一）治疗过程的沟通

临床护理治疗内容包括准确、及时地执行医嘱并付诸实施，对患者实施给药，对药物的疗效及副作用的观察和解释及效果评价，以及各种内外科手术术前及术后的病情观察和护理等。患者治疗过程中往往出现这几种情绪反应：对治疗方法的顾虑；对医护人员的专业技术及责任心的担忧；对所患疾病的疑虑；对并发症或疼痛的紧张及恐惧心理。这时他们渴望得到相关信息，了解治疗的情况，希望得到医护人员的重视、理解和认真治疗。

1. 治疗过程沟通的目的　治疗过程的沟通可以促进患者了解治疗的目的与方法，消除患者疑虑，积极配合完成相关的治疗工作。同时指导患者做好治疗前的准备工作。

2. 治疗过程沟通的原则

（1）目的原则　护患之间的沟通是以满足患者需求、促进患者康复为目的的，具有特定的专业内容。沟通应围绕治疗的目的进行。

（2）易懂原则　交谈时应根据患者的年龄、职业、文化程度、生活习惯等特点，选择不同的沟通方式，使沟通的内容通俗易懂，便于患者理解和接受。

（3）平等原则　沟通的过程中，应认真倾听患者的意见和建议，考虑患者的感受，尊重患者的选择，不可把自己的主观意愿强加给患者。

（二）护理技术操作过程的沟通

护理技术操作是护士对患者进行的各种技术操作，包括体温、脉搏、呼吸、血压的测定，各种注射采血技术，各种穿刺技术，导尿、灌肠、给氧、吸痰、标本采集等。患者在接受各种技术操作时，往往会出现以下几种心理：对操作的安全性的担忧；对护士的操作熟练程度的质疑；可能会引起的不适感觉的恐惧以及是否会产生副作用等。这时，患者期望知道有关该项操作的具体过程，可能产生的不适反应，同时希望为自己进行该项操作的护士技术娴熟，尽可能减轻痛苦。

1. 护理技术操作过程中沟通的目的　护理技术操作过程沟通的目的是让患者了解各项操作的目的和意义、操作的过程，取得患者同意与配合，使操作得以顺利进行。

2. 护理技术操作过程中沟通的原则

（1）目标明确原则　护理技术操作过程沟通的目的是完成各项技术操作，使治疗得以落实，恢复患者健康。

（2）知情同意原则　患者在接受各种护理操作前有权知道护士为他进行的是什么样的操作，为什么要进行这样的操作，护士应履行必要的告知义务，必须征得患者同意才能进行相关操作。

（3）规范性原则　护理技术操作要求严谨，符合操作规范，不可违背操作原则。要求护士在操作前、中、后严格执行“三查七对”和临床诊疗操作规程。护士在执行具体操作时，应根据操作要求与患者进行沟通。

（三）健康教育过程的沟通

健康教育是通过信息传播和行为干预，帮助个人和群体掌握卫生保健知识，树立健康观念，自愿采取有利于健康的行为和生活方式的教育活动与过程。患者在接受健康教育的过程中，因疾病的不同阶段会产生相应的心理反应及需求。如刚刚入院时，由于环境陌生加上疾病困扰，患者往往出现恐惧焦虑等心理，这时患者希望尽快熟悉环境，了解疾病相关情况。对于即将手术的患者来说，会担心手术的风险及预后，这时患者渴望知道有关手术的相关信息；慢性病的患者由于病程长，往往出现焦虑抑郁等心理，他们希望知晓疾病的相关保健知识等。

1. 健康教育沟通的目的　健康教育沟通的目的是消除或减轻影响健康的危险因素，预防疾病，促进健康和提高生活质量。

2. 健康教育过程沟通的原则

（1）整体性原则　健康教育过程中，护士要运用系统论的观点指导教育患者，注意患者活动的有机联系和整体性，对患者的健康问题作全面观察和系统分析，防止和克服教育工作中的片面性。有时患者有两种甚至更多的慢性疾病，护士应向患者传授具有综合性的最新、最有效的健康教育内容。

（2）差异性原则　健康教育要关注和重视患者的个体差异，注意因人而异，因地制宜，根据患者病种、病情不同，采用不同的沟通形式和内容；患者病情有轻重缓急，护士应合理安排健康教育，既不影响患者治疗，又不延误患者的健康教育；同时根据不同患者的不同需要，开展形式多样，针对性强的健康教育活动。语言应通俗易懂，易接受，健康教育内容尽量不用医学术语，以提高患者的健康水平。

（3）主体性原则　健康教育要以患者为主体，要以患者为出发点，同时要把护士的教育与指导和患者积极主动的参与真正有机结合起来。

(4) 强化性原则　由于患者自身疾病的原因及文化水平的影响，健康教育不可能一蹴而就，需要护士反复强化。

二、诊疗过程沟通的影响因素

(一) 护士因素

护士在诊疗沟通过程中起关键作用，护患双方能否达成有效沟通，很大程度上取决于护士的职业态度、专业知识和沟通能力等因素。

1. 职业态度　职业态度影响着护士的情感体验和行为倾向。情绪在人们的心理生活中起着组织作用，支配和组织着个体的思想和行为。只有怀着对护理职业极大的兴趣和热爱，才能在护理过程中全身心的投入，才能在进行诊疗活动时，完全站在患者角度为其服务。如果护士缺乏专业的职业情感，就会表现出对患者态度冷漠，缺乏热情和关爱，就不能从患者的需求和利益出发，容易产生护患间的沟通障碍，甚至引起护患纠纷。

2. 专业知识与技能　诊疗过程中的沟通，要求护士必须具备扎实的理论知识和娴熟的操作技能。如果一名护士理论知识缺乏，那么在为患者提供服务时就会出现问题。如对患者进行用药指导时，就会出现对药物的作用机制或副作用说不清楚；回答患者询问健康问题时，就会出现对相关的医学知识回答不上来的尴尬局面，并因此影响护士在患者心目中的地位和形象。

3. 沟通能力　护士除了应具备良好的职业态度和丰富的专业知识外，还应具备较强的沟通能力。诊疗过程中有效的沟通可以保证各种治疗措施、护理操作得以顺利落实，健康教育取得良好效果。同时，良好的沟通能够加强护患间的情感交流，从而建立良好的护患关系。反之，如果在诊疗过程中缺乏有效沟通，那么将会严重影响患者的治疗效果及护患关系。

(二) 患者因素

诊疗过程中的沟通是否有效，除护士方面的因素外，还与患者的疾病程度、个人经历及文化程度密切相关。

1. 疾病程度　患者病情轻重的程度及疾病的不同阶段，患者的心理状态及需求也各不相同，它是影响护患沟通的主要因素。通常情况下，病情较轻的患者或处于疾病恢复期的患者，心境较平和，此时沟通较容易；而当患者病情处于急性期或病情较重时，患者往往心情急躁，烦闷，甚至恐惧，此时沟通难度较大。护士在沟通时，应根据患者疾病程度，选择适当的沟通时机、沟通内容，同时注意沟通的方式。如对一位明日即将手术治疗的患者，护士此时沟通的重点应是有关手术的相关事宜，而不是用药知识等。

2. 个人经历　不同的人生经历会让人们对事物的认识和态度不同，人生观和价值观也会不同。同样是患病，不同的人反应各有不同。性格开朗坚强的人，会乐观的面对疾病，积极接受治疗和护士的照顾，容易沟通；而性格内向感情脆弱的人，会因此焦虑恐惧不安，怀疑甚至惧怕各种治疗，沟通存在一定障碍。

3. 文化程度　文化程度可以影响患者对事物的理解与接收，同样也影响沟通的进行。文化程度高的患者，沟通起来相对容易，语言的表达方式也容易把握。文化程度较低的患者，沟通难度会加大，沟通时需要注意语言的表达方式，尽可能做到通俗易懂，必要时重复。如指导一位文化水平低的患者服药，护士如果说空腹服药，患者可能会不明白；护士应告诉患者吃饭前吃药，患者就比较容易掌握了。

第二节　临床教学中的护理沟通

临床护理教学是护理教育的重要组成部分，是帮助护理实习生将以往在学校学到的医学、护理基础知识与有关疾病治疗、护理理论与临床护理患者的操作技能相结合，获得从事护理工作所必需的专业及个人技能、态度和行为的过程，是学生实现角色转变的重要阶段。师生沟通是老师与学生在教学环境中发生的信息传递、交流和理解的过程，是教学活动的主要表现形式，是完成教学任务的重要手段。

一、临床护理教学的基本任务及特点

（一）临床教学的基本任务

1. 培养学生的实际动手能力　临床教学与学校教学最大的差别就是学生可以有实际操作的机会，可以将理论知识运用于实践。通过反复的操作训练，使学生逐渐掌握各种技能操作，直至达到熟练的程度。

2. 培养学生的实际观察与处理问题的能力　临床工作环境复杂多变，患者各不相同，临床教学需要教会学生各种观察事物的能力，如如何准确的观察病情变化，如何准确的评判患者的反应等。同时还要培养学生综合分析问题、处理问题的能力。

3. 培养学生的团队合作能力　临床工作需要集体协作才能完成一位患者的各种治疗护理工作，哪一个环节出了问题，都会影响患者的康复。因此，护理工作需要良好的团队协作。临床教学更应注重培养学生培养团队协作的精神与能力。

4. 培养学生的沟通能力　护患沟通是在医疗卫生和保健工作中，护士和患者的信息交流。任何技术操作的实施都离不开护患之间的有效沟通，任何常规的护理工作均包含沟通的成分。有效的护患沟通对于提供成功的护理照顾是很重要的，既维护了患者的利益，又有利于常规护理工作的开展。临床教学过程中要注重学生沟通能力的培养。

（二）临床护理教学的特点

1. 教学组织的机动性　临床教学往往需要提前做好各种准备，即四备：备内容、备方法、备对象和备教具。同时往往还需安排若干临时调整或备用对象。

2. 教学方法的多样性　临床教学更多采用理论与实践相结合，进行现场处理问题的演示教学。如经验教学、带教制、临床护理教学查房、专题研讨会等。

3. 教学环境的复杂性　医院环境的复杂性、疾病的多样性、患者的差异性等因素决定了临床教学环境的复杂性。

4. 师生关系的密切性　临床教学多采用导师制，即一位带教老师负责一名学生或两名学生的临床学习过程。师生共同完成各种临床工作，朝夕相处，师生关系密切。

5. 教学评价的实效性　临床教学是将理论知识运用于临床实践的过程，教学效果

的评价更加侧重于实际动手及处理问题的能力。

二、临床护理教学中存在的问题

（一）学生方面

1. 护理操作技术不过关　由于在校期间以理论知识学习为主，实际操作练习少，学生的护理操作水平欠佳。而当今社会患者的维权意识较强，对护理质量的要求也在逐渐提高，患者对学生的技术缺乏信任，有拒绝学生服务的现象，使得学生动手机会减少，不利于临床操作能力提高。

2. 心理应对能力的缺乏　许多学生在家庭里是父母宠爱的独生子女，一旦进入社会，接触陌生环境，就会产生紧张恐惧的心理，表现为不知所措，评判性思维较差。部分学生不善于与老师、同事及患者沟通交流，不知道如何主动学习，如何去关心帮助患者。还有部分学生遇事不冷静，抢救患者不够沉着，胆小怕事。

3. 法律意识淡薄　部分学生工作责任心不强，工作过程中不严格遵守规章制度和操作规程，容易出现护理差错事故。部分学生出了差错认为与自己无关，对自己应负的法律责任不明确，说话做事不严谨，易引起医疗纠纷。

4. 沟通能力欠缺　由于初到临床工作，学生要面对各种不同的患者，缺乏人际交往方面的知识，与患者沟通时存在拘谨、生硬、寡言少语，甚至只是埋头做事的现象，使得护患关系淡漠。同时由于专业知识缺乏，部分学生害怕与患者沟通，害怕患者提问题，导致在临床工作中发现不了患者存在的护理问题，进行健康教育时缺乏针对性。

（二）老师方面

1. 带教老师本身素质问题　临床带教老师的个体素质是影响学生实习效果的因素之一。部分带教老师虽有丰富的临床经验和动手能力，但学历层次较低，系统的理论知识不够，教育学专业知识缺乏。

2. 带教意识淡薄　带教老师在进行各种操作时，只顾自己埋头工作，没有对学生进行讲解。遇到典型病例时，也没有对学生进行必要的讲解。

3. 带教时间与精力不足，指导监督力度不够　临床护理工作比较繁忙，带教老师必须在完成大量临床工作的同时，再负责带教，没有足够的时间和精力带教实习，影响了教学质量。在实习后期，有些带教老师认为学生有一定的操作能力，放手让其独立操作，不再监督指导，从而增加了差错发生率。

三、不同实习阶段学生的心理特点及应对措施

（一）实习初期（紧张期，第1～8周）

1. 这一时期的心理行为特点主要表现为　学生刚刚进入临床实习，周围的一切都十分陌生，理论与实际差距较大。此时学生多紧张焦虑，具体表现为：

（1）缺乏对新环境的适应能力，学生在校学习生活较单纯，进入医院实习对陌生的环境和人群感到无所适从，对患者经受的痛苦感到恐惧，所学的理论知识与实践衔接不上，对此感到困惑。

（2）求知欲强，心理压力大。学生平时在校训练少且刚接触临床工作，操作时需老师在旁指导，加上动作不连贯，怕带教老师批评或怕发生护理差错而产生恐惧感。

表现为行为拘束、不知所措、不灵活、不主动、评判性思维较差，老师说什么做什么，对某些技能操作想做而又不敢做等。

2. 应对措施　针对实习初期的心理行为特点，学生应该尽早明确自己临床实习工作的职责范围，主动在带教老师的指导和监督下实施护理实习工作，多看、多做、多问，既要胆大，又要心细，努力做好实习工作，尽力消除紧张、恐惧心理。

（1）尽快熟悉医院环境　进入病房后，学生应主动与科室护士长、带教老师建立联系，尽早熟悉病房环境、科室的规章制度、护理模式、病种、各班次情况，对护理的工作有一大概的了解，消除陌生感。

（2）尽快适应角色转换，减轻心理压力　临床实习与在校学习存在较大差异。在校学习期间，学生只是单纯的学生角色；在医院实习，学生同时具有学生与护士双重角色。因此，学生必须尽快适应角色转变，与带教老师一起制订实习计划，摆脱恐惧心理，以积极的心态投入临床工作。

（3）转变护理观念，尊重患者　刚刚进入临床实习，学生缺乏实践经验，护理操作不熟练，难免遭到家属的拒绝，学生应保持良好情绪，学会与患者沟通，尊重患者，关心患者，取得家属的信任，使患者自愿为学生当示范，自己努力创造各种实际动手机会。

（4）建立良好师生关系，提高学习兴趣　学生刚刚进入临床工作，应虚心向带教老师请教，与带教老师多沟通，积极争取各种学习机会。不懂的问题要多看、多想、多问。对临床工作的每件事情每项操作，都要认真思考反复练习。

（二）实习中期（活跃期，第 9～30 周）

1. 这一时期心理行为特点主要表现为　这一时期是学生在实习过程中比较活跃的时期，因为进入临床实习有一段时间，医院情况已基本熟悉，护理基本技能也逐步掌握，与老师及患者都有了接触，已不像实习初期那样拘束，心理压力已经放开，工作热情比较高。此时，学生的主要精力放在学会各种操作，如静脉输液、导尿、鼻饲、心电监护等基础操作上，而不注意评估周围环境、患者感受，不注重与患者的沟通与交流，缺乏经验性的疾病指导，缺乏健康宣教知识。具体表现为：

> **课堂互动**
>
> 学生小王，实习 13 周，带教老师让其给患者行面部清洁。小王极不情愿地去了，心想：成天像个小保姆一样，一点也不像个护士。作为一名实习学生，针对小王现在的情况，你有何感想？

（1）一些操作要领基本掌握，如静脉输液、肌内注射、灌肠等，但技术不熟练，欠规范。工作中缺乏主动思考，惯于被动工作，时时处处靠带教老师指导，遇到临床实际问题，不能独立解决和完成。日常工作只注重操作，不重视环境评估。专科护理方面掌握的知识较少。

（2）由于沟通能力欠缺，对医患关系想沟通，又不会沟通。学生进入临床实习一段时间后，大多都想多与患者及家属交流，但又不知如何沟通，怕说话不当引起患者及家属的反感，或引起医患纠纷。

（3）由于动手能力欠缺，对护理任务想独立完成，但又不敢独立完成。工作缺乏自主性，一旦参加护理抢救时，往往表现为束手无策，有时甚至采取回避态度，或是为了独立完成护理任务，往往是操之过急，遇事后不知如何处理。

2. 应对措施　针对此阶段学生一知半解的行为特点及心理变化，学生自身要加强专业信念及职业道德的培养，把理论知识和专科知识作为学习重点，努力提高沟通能力。复习已学过的基础理论知识，积极参加各类业务学习讲座，减少差错事故的发生。

(1) 与带教老师制订严密的实习计划　实习中期是整个实习过程的关键时期。学生应与带教老师一起制定严密的实习培训计划。计划一定要做到理论联系实际，符合个人特点。实习过程中，尽量多参加直接的护理操作训练，通过尽可能多的训练，达到熟能生巧的效果。同时要注意操作的规范性。要将理论知识灵活的运用于实际工作。

(2) 重视评估环境　重视环境评估，如周围环境是否符合操作要求，患者的身心状态能否耐受此项操作，应学会观察与思考，加强评判性思维的能力。而不是被动地听从带教老师的指挥，被动地执行医嘱，机械性的完成操作过程。

(3) 重视沟通能力的训练　有效的护患沟通对于提供成功的护理照顾十分重要，它既维护了患者的利益，又有利于常规护理工作的开展。学生必须要有主动与患者沟通的意识，要掌握和运用简便、实用的沟通技巧与患者进行病情、心理方面的沟通。对患者的病情做出较为准确的评估，及时有效的实施护理，以便护理工作的顺利开展。良好的第一印象对建立好的护患关系起着至关重要的作用。学生应该注意保持端庄的仪表与优雅的语言，使患者感到亲切和依赖，清除患者的陌生感和恐惧感以及对学生的不信任感。工作过程中，学生应主动的运用所学的医学知识为患者做健康知识宣教，拉近与患者之间的距离。

(4) 正确面对工作中的挫折　大部分学生，实习过程中都会遇到困难、挫折。部分学生工作中遇到一点事，就会认为心灵受到伤害，感到委屈，以为自己的付出得不到公正的回报与理解，因此抱怨护士职业，抱怨患者等。此时，学生自己要学会及时调整心态，学会如何处理各种复杂情况的方法，加强对人生观、价值观的正确认识，正确对待工作中遇到的各种问题。

（三）实习后期（浮躁期，第31周至实习结束）

1. 这一时期心理行为特点主要表现为　这一时期是学生最不安心和最浮躁的时期，因为这一时期面临着毕业考试、实习结束、就业等一系列问题。具体表现为：

(1) 经过长时间的实习，学生已基本掌握各种常见疾病的护理常规及基本护理技术操作，再加上护理工作本身的平凡与重复，使学生感到厌烦。

(2) 部分学生在此期间心神不定，把注意力过分集中在找工作、应聘或面试上。这样势必影响到此阶段的实习工作，甚至容易发生护理差错。

2. 应对措施　此期学生应注重临床医疗护理安全，严格执行各项规章制度和操作规程，加强医德医风的学习及建立患者至上的意识。重点学习一些疑难重症患者的护理和难度较大的护理技术操作，提高分析和解决问题的能力。稳定情绪，合理安排好实习与找工作之间的关系。

(1) 克服思想麻痹，注重医疗安全　在实习后期，学生已基本掌握临床常规护理工作和基本护理技术操作，思想上出现麻痹松懈情况，容易导致护理差错事故的发生。此时，学生应当注重安全护理，各种操作均应在带教老师的指导下进行，避免独立操作。与带教老师加强交流，强化各种规章制度的落实，积极参加科室护理不良事件讨论，培养自己的安全意识与慎独精神，避免出现差错事故。

(2) 合理安排实习与就业　实习后期，学生面临着毕业找工作的问题。此时，学生可以向新毕业护士咨询其应聘经历，进行经验指导；也可以向带教老师寻求帮助，请老师帮忙提供合理化意见与建议，减轻心理压力，增强工作信心，稳定情绪。

(3) 积极参与考核与考评　实习结束，医院及学校会对实习的效果进行考核。学生应积极认真对待考核，通过理论与操作考核，评价自己的实习效果，针对存在的问题，重点加强学习。

四、临床教学中带教老师沟通的策略

临床实习是护理教学中的最后阶段，也是教学中的重要环节，临床带教老师是学生进行专业实践的启蒙者，担负着传授知识、培养能力的重要任务。老师的沟通技能直接影响教学效果。因此，带教老师应重视沟通能力的培养，主动与学生沟通，创造轻松和谐的教学环境。不断提高临床护理教学质量，培养更多的优秀护理人才。

（一）注意言传身教

带教老师不但要有丰富的护理专业知识、娴熟的临床护理技术，更要具备高尚的医德、师德，热爱护理工作，具有无私奉献精神，才能以自己的言行去带动和影响学生。老师的一言一行潜移默化地影响着学生，可为学生树立良好的形象，获得他们的信任和敬慕，从而自觉养成良好的工作作风。作为带教老师还应具备乐观开朗、耐心细致、富有同情心的心理品质，正确看待学生的各种表现，多鼓励、少批评；评价学生时客观、公正；关心、尊重和信任学生，通过自己的学识、才能和品德去赢得学生的尊敬。

（二）根据临床情景选择不同的沟通方式

带教老师要善于把临床实际环境与教学内容、教学形式等有机结合起来，利用环境中的各种情形增进教学效果。如抢救患者时，让学生认真观察和积极参与抢救。抢救结束后，立即针对相关护理问题进行讨论，及时解决护理工作中遇到的问题，适时进行有效教学。在护理操作过程中，先帮助学生复习理论知识，讲述操作要点、用物准备及注意事项，然后进行示范性操作，最后放手让学生操作。在操作过程中注意放手不放眼，坚持各项操作原则，做到边示范、边操作、边指导，加深学生印象。另外，还可结合典型病例向学生提出护理问题以培养学生独立思考能力。如给气管切开患者吸痰时，应注意什么问题？为什么吸痰前要加大吸氧流量？每次吸痰时间为什么不宜超过15秒等？要启发学生主动思考，这样可以强化学生对书本知识的理解，加深其感性认识。另外，还可结合本科室的先进仪器、设备，帮助学生掌握新技能和新知识。

（三）合理运用语言技巧

临床带教老师的语言要标准、简练、规范，语言清晰，发音准确，语调平缓，使用文明用语。与学生初次见面时，应表现出友好、真诚的态度，热情接待学生，用亲切自然的语言介绍自己；与学生交谈时，不能只是老师自己简单的提问，应鼓励学生提问、表达他们的思想和见解；提问学生时，语言要围绕主题，语气要和蔼。同时还要善于运用肢体语言，如衣着整齐，操作规范，表情自然，并辅以点头、微笑或拍拍学生的肩等。教学过程中，应重视学生语言沟通能力的培养。刚到病房实习的学生，对患者心理护理往往掌握得不好，加上各项技术操作欠熟练，与患者交谈时语言生硬或寡言，难以取得患者的信任，经常会出现学生在给患者治疗和护理时遭到拒绝的场面。这种情况发生时，应先向学生介绍语言在护理中的重要作用，让他们运用沟通技巧，多用关心、鼓励、安慰的语言，给予患者战胜疾病的信心。同时教育学生多关心、帮助患者，了解其病情，以建立相互信任的良好关系。

（四）注重提高自身的综合素质

老师是教学沟通的主导者，老师的道德修养、知识水平、业务技能以及沟通技巧直接影响师生沟通，影响教学效果。因此，提高老师的综合素质是教学双方沟通的重要环节。临床带教老师应定期进行继续教育培训，不仅有专业理论和技能方面的知识，还要有人文素质方面的内容，帮助带教老师及时进行知识更新。

（五）树立正确的教育观

学生是学习的主体，是教学过程的能动参与者。老师应了解学生的身心发展规律和需求，根据教学大纲和学生的特点以及需求设定教学目标、教学内容和方法，因材施教。采用合作式的教学方式接受和理解学生，建立真正的个性化、人性化的师生沟通。学生从学校来到医院实习，会有一种新鲜感、迫切感，但由于环境陌生，对带教老师个性不了解，怕自己做不好，担心老师、患者责怪等，产生紧张、恐慌情绪。因此，带教老师要态度诚恳、和蔼可亲、不厌其烦，用亲切、热情的话语鼓励学生，给予其精神和心理上的支持、帮助，工作上耐心指导，发现问题及时纠正，与学生平等相处，师生关系和谐，以调动学生学习的积极性。

（六）重视实习考核，确保学习效果

临床教学中，只培训不考核，教学效果无法评价。因此，在带教过程中应注重培训与考核相结合，以提高学生的学习积极性。护理工作质量直接关系到医疗效果，在工作中要求学生必须对每一项工作做到及时、准确、无误。例如，在书写护理文书时必须做到准确、真实、及时，字迹清楚、内容完整。带教老师应及时检查学生护理文件的书写内容和质量，纠正其错误，使之养成良好的书写习惯。在实习结束前，采用综合性考核的办法对学生进行考核。如可由被考学生任意抽取一位患者，由该学生根据患者病情和护理级别需要进行综合护理。要求学生了解患者一般情况、诊断与治疗结果、饮食、主要实验室检查结果、护理级别等，并根据这些情况进行一项基础护理操作、一项无菌技术操作和一项护理文件书写，同时根据所进行的操作回答有关问题。这样可提高学生的应变能力，使其将所学知识真正运用到临床。

第三节 与投诉对象的沟通

随着社会的发展，人们生活水平和健康知识水平的不断提高，患者的法制观念，自我保护意识的不断增强，对医疗保健的要求超前，患者投诉呈上升趋势。对护理人员的职业道德、技术水平、服务质量也提出了更高的要求。护理人员要正确对待患者的投诉，认清护理纠纷的根源所在，与投诉对象进行良好的沟通，不断化解工作中出现的矛盾，满足社会和患者的需要。

一、护理投诉常见原因

（一）医疗费用高，收费不规范

一方面随着新技术、新设备、新药不断引进临床，医疗费用增长同患者的经济承受能力之间产生矛盾；另一方面由于过去城镇职工是公费医疗，现在因医疗体制的改革，患者自身需承担一部分医疗费用，尤其是重病、慢性病个人付费更多，所以患者对医疗费问题非常敏感。如果护士对患者医疗费用不能合理解释、或催交住院费用时的语气方式不妥都会造成患者的误解，导致患者投诉。

（二）服务意识缺乏，法律意识淡薄

随着医疗体制的改革，患者对医院的就医环境，医疗护理技术水平、服务态度的要求越来越高，而部分护士难以转变观念，缺乏“以患者为中心”的服务理念，不能换位思考，工作中缺乏积极性和主动性；服务态度生硬、对患者关心不够、对患者或家属提出的问题缺乏耐心细致的解释；说话不注意技巧，从而造成患者及家属的不满。随着我国经济的发展，患者维护自身权益的法律意识在逐渐增强。而部分护士由于法律意识欠缺，忽视患者知情权、隐私权和受尊重的权力，未告知患者、随意谈论、评价、处置患者，从而引发护理纠纷。

（三）护士业务素质不高 ，工作责任心不强

近年来，医院发展迅速，年轻护士人数相对偏多。由于年轻护士资历浅，社会及临床经验不足，专业知识不扎实，技术水平不高，操作不规范，应变能力差，加上服务态度不到位，对患者及家属提出的问题解释不合理，使患者及家属对护理人员失去信任感和安全感而产生不满，导致投诉。个别护理人员违反技术操作规程，缺乏责任心，交接班不认真，查对制度执行不严，工作中出现缺陷或差错（如换错液体、发错口服药等），导致患者不满意而投诉。

（四）护患沟通障碍，患者对医疗的期望值过高

患者对医疗护理服务期望过高，当现有条件不能满足患者需求，护理服务及医疗效果与患者预期想法不符合时，容易引起投诉。少数患者及家属对护理人员缺乏基本的理解与尊重，在就医过程中，任何环节上的服务不周，常把护士作为发泄对象。少数护士不注意说话方式，交流的时间、地点、场合把握的不恰当，沟通能力不强，一点小事而导致投诉。

（五）社会因素

社会舆论对医院的负面影响；媒体的炒作和不正确的引导，导致患者对医院的不信任。另外，社会上普遍开展保护消费者权益的活动，使患者牢固树立了“顾客是上帝”的观念。患者及家属认为我花了钱，就该得到满意的服务和疗效，对医疗活动中出现的一些问题不理解，就要“讨个说法”，甚至经济赔偿。由于护士是医疗活动的“前哨兵”，与患者及家属接触时间最长，往往容易诱发患者的不满情绪。

二、与投诉对象的沟通原则

当发生护理投诉时，护理人员要及时认真、细致地做好与患者的沟通工作，才能取得信任和理解，才能使护理投诉得到妥善解决，确保护患双方的合法权益。

（一）医患双赢

在护理工作中，要认真对待患者提出的要求，对于合理的要求要尽量及时满足；对于不合理的要求要给予耐心的解释并婉言拒绝。有时满足一个不合理的要求，有可能就会面对更多的患者提出同样的要求，正常临床工作将无法开展。因此，处理此类投诉的原则是医患双赢，即医院坚持原则，患者利益也能得到保障。

（二）真诚接待

前来投诉的患者，在身体上处于非正常状态，在求医过程中再遇到困难，其内心一定充满焦虑，对他人的信任感几乎荡然无存，蓄积已久的愤怒一触即发。接诉者通常会感觉投诉者的蛮横强硬，但与来势汹汹相反的是表象之下的脆弱。接诉者把握分寸进行坦诚交流，无须即刻对投诉问题进行争论辩解，应该以平等、平和的心态接待，通过言行、目光等一举一动传递真诚，于细微之处见真诚，从而建立初步的信任感。信任感建立起来后，再关注患者的问题。

（三）耐心倾听

患者在就医现场投诉时，接诉者应该把投诉者从投诉现场引开，请投诉者到办公室坐下喝杯水，然后耐心地倾听患者抱怨，与投诉者保持眼光的接触，不要做出漠不关心的表情，避免与其发生争辩，先听其讲述，并适当地重复确认患者提出的问题，以示对其提出问题的重视。

（四）换位思考

接诉者应该站在患者的立场上将心比心进行换位思考，诚心诚意地表示理解和同情，让患者感觉到你明白他的处境。因此，对所有的患者投诉，无论已经被证实，还是没被证实的，最重要的不是要先分清责任，而是要让患者觉得受到肯定，得到关怀。

（五）归口处理

根据发生投诉的人、地、事由，归口到相应的职能部门负责调查处理和跟踪改进。一般说来，医疗方面的投诉由医务部门处理，医德医风由医院管理科负责处理，收费方面的投诉由财务科处理。

（六）立即反馈

患者投诉的处理必须付诸行动，不能单纯地同情和理解，要尽快解决问题。接诉者要具有严格的职业道德，熟悉相关制度、政策，为患者提供一个解决问题的方案，向投诉者强调可以为他做什么，不要说做不到什么；如果问题不能立即得到解决，要告诉投诉者解决问题的步骤、解决的时间，向投诉者表示处理的诚意。

（七）表示感谢

要对投诉者表示感谢，感谢他为医院带来这个问题，这个问题将帮助医院改善工作中的不足之处。无论投诉大小，都应该将投诉记录在案，以便检查和总结经验。

三、投诉过程不同阶段沟通的技巧

人的心理是在客观事物的作用下，在一定的时间内，大脑反映客观现实的过程，认知过程是基本的心理过程。投诉是由于患者（或家属）对医疗事件在认知上产生挫折心理后，个体对困难情景所做出的适应性反应。运用心理学的言语沟通法，根据投诉者的心理变化，将投诉分为愤怒期、交流期、认同协调期、解决期，并针对患者在各期中所发生的心理变化，采取相应的处理策略。

（一）愤怒期

一般情况下，患者在开始投诉时情绪往往十分激动，在陈述中强调医疗、护理“缺陷”，指责医护人员，有的措辞偏激。所以，良好的接待是处理投诉成功的开始。此期，主要是耐心听取意见，认真做好笔录，以不卑不亢的态度，询问投诉事件。

（二）交流期

交流要寻找适宜的时机。一般在患者陈述语速减慢、心情稍平静或有疲劳感出现时进行。从患者认为最委屈、最重要的交点切入。首先站在患者的角度进行分析，逐渐结合医学知识、法律、法规循循善诱，阐明医疗护理工作的特殊性，医护人员在诊治中选择相应医疗、护理措施的目的，并根据患者的文化背景、文化程度、理解能力进行措辞，阐述层次清晰，患者容易理解，回答中肯，避免含糊不清。

（三）认同协调期

认同协调期是医患双方消除误会，取得谅解的时期。虽然患者与接待者对投诉有了共同的认识，但容易变更。接待者要抓住机遇解决问题，尽量避免其他事务干涉。不与无关人员窃窃私语，与患者交流言语仍须得当，且做事行动稳健，以免患者无端生疑，影响沟通效果。

（四）解决期

解决期并不意味着问题解决后医患关系从此脱离。此期通过投诉的解决，相互间的关系变得和睦、协调、友好。护士应真诚的向患者表示感谢，对达成的意见要尽快落实。

四、预防和解决护理投诉的策略

（一）转变服务观念，强化优质服务意识，建立良好的护患关系

信任和谐的护患关系是护患双方良好行为的基础，是减少护患纠纷的最有效的预防机制。不断提高护士职业道德素质，不断强化护士的优质服务意识，树立“以人为本，以患者为中心”的思想，尊重患者的合法权益。克服只强调工作忙，压力大，护理工作难做的不正确的认识，变被动服务为主动服务。实行人性化服务，在护理工作中要经常换位思考，以积极、愉快的精神面对患者，加强与患者及家属的沟通，尊重患者的知情权与同意权，只有建立相互信任、相互配合、相互尊重的护患关系，才能防患和减少医疗纠纷的发生。

（二）严格落实制度，规范护理行为，确保护理安全

护士应熟知相关的法律法规，自觉遵守医护人员的各种道德规范，严格执行各项规章制度和操作规程，按照护理规范完成每一项护理工作，保证护理质量和安全，减少护理差错事故的发生，减少护理投诉与纠纷。

（三）提高专业水平，完善护士形象，加强年轻护士的业务素质培训

人们心目中完美理想的护士形象是：具有良好的职业道德，扎实的理论基础、娴熟的操作技能、敏锐的观察力和应急处理能力，行为美、个人形象美、仪表美等。过硬的技术是架起患者及家属对护理人员理解与信任的桥梁。因此，针对目前年轻护士多，处理问题能力差的现状，必须加强年轻护士的规范化的培训，有计划地进行专科

理论和操作技能训练，抓好在职教育，搞好岗位培训，规范护理行为，同时鼓励参加各种形式的继续教育，从各个层面促进年轻护士专业水平快速提高。

（四）加强法律知识学习，增强护士的法律意识

法律不仅保护患者的合法权利，同时也保护医护人员的合法权利。护士必须懂法、守法、才会用法律来保护自己的权益，同时才能自觉地为患者提供最佳的护理服务，保障患者的合法权益。因此，加强护理人员法制教育，增强法律意识和法律观念，认真学法、守法、用法，规范自己的护理行为，转变观念，积极主动地运用法律手段维护护患双方合法权利，降低护患纠纷。

（五）规范收费

为增加医疗服务透明度，对常用药物及一般项目的收费标准进行公示，严格标准收费，及时向患者提供当日用药及各种费用的信息，如患者有疑问，护士要做好耐心细致的解释工作，一旦发现多收费，一定要如实退还，并向患者或家属道歉，真正做到让患者明明白白地消费，减少因账目不清而引起的护患纠纷。

综合测试

1. 当护士对患者进行心理社会评估时，评估是否全面取决于
   A. 患者的沟通能力　B. 患者的文化水平　C. 护士的沟通技巧
   D. 护士的专业水平　E. 以上都是
2. 患者王老师，冠心病，一级护理，生活可部分自理。患者认为护士没有给他做口腔护理，不该收一级护理的费用，作为护士，你将如何处理这起投诉
   A. 减掉费用　B. 让医生更改护理级别　C. 置之不理
   D. 解释病情　E. 批评患者
3. 学生小王，实习31周，最近忙于找工作。带教老师此时应重点关注
   A. 安全问题　B. 技术操作　C. 理论知识
   D. 沟通技巧　E. 团队协作
4. 患者，女，68岁，文盲，拟于明日行胃镜检查。护士告知患者明早禁食水。结果，第二天早上患者吃了一碗饺子，导致检查无法落实。导致检查无法落实的原因是
   A. 患者不遵守医嘱　B. 信息沟通渠道不畅
   C. 信息内容表达不清　D. 信息发出者能力差
5. 实习学生未严格遵守查对制度，导致23床患者口服药吃错。目前，患者病情稳定，但十分愤怒。作为护士应如何处理
   A. 解释原因　B. 批评实习学生　C. 向患者道歉
   D. 告知患者没有副作用　E. 报告护理部
6. 学生张霞，今天刚下临床实习，目前带教的重点是
   A. 沟通能力的培养　B. 危重患者的护理　C. 专科患者的护理
   D. 护理技术操作　E. 病区环境及规章制度
7. 患者，男，78岁，脑梗死，右侧肢体肌力0级。护士每2小时为患者翻身扣背1次。今日，护士小李来为患者翻身，但患者拒绝。小李怎么办
   A. 同意患者的意见　B. 报告护士长　C. 向患者解释翻身的重要性
   D. 批评患者　E. 强行翻身

8. 患者，女，69 岁，因糖尿病反复住院。今日学生小刘准备为患者进行静脉输液，但患者拒绝让实习生操作。作为带教老师最佳的做法是
   A. 自己亲自操作，让小刘看
   B. 向患者解释原因，取得患者理解
   C. 向患者保证小刘技术好，一定一针见血
   D. 自己走开，让小刘自己解决
   E. 责怪患者，坚持让小刘操作
9. 患者，男，59 岁，因“心前区剧烈疼痛 1 小时”入院，此时护患沟通的内容是
   A. 告知住院环境及规章制度
   B. 告知卧床休息，保持情绪稳定
   C. 告知用药知识及注意事项
   D. 告知检查项目及注意事项
   E. 告知预防保健指导及功能锻炼
10. 学生小王，进入临床实习 3 天，此时小王的心理特征是
   A. 紧张　B. 抑郁　C. 焦虑　D. 恐惧

（滕敬华）

参考答案

第一章

1. D　2. C　3. E　4. A　5. B

第二章

1. D　2. E　3. B　4. D　5. C

第三章

1. C　2. C　3. B　4. A　5. A　6. C　7. C　8. C　9. B　10. D

第四章

1. A　2. E　3. A　4. B　5. D

第五章

1. E　2. A　3. E　4. E　5. E　6. A　7. B　8. C　9. C　10. B

第六章

1. A　2. B　3. E　4. C　5. B　6. C　7. C　8. C　9. E　10. E

第七章

1. C　2. E　3. A　4. D　5. A

第八章

1. A　2. A　3. B　4. A　5. B　6. D　7. C　8. D　9. B　10. A

第九章

1. E　2. D　3. A　4. C　5. C　6. E　7. C　8. B　9. B　10. A

参考文献

[1] 徐润华，徐桂荣．儿科护理学．北京：人民军医出版社，2003

[2] 崔焱．儿科护理学．北京：人民卫生出版社，2006

[3] 化前珍．老年护理学．北京：人民卫生出版社，2007

[4] 李小寒．护理中的人际沟通学．北京：高等教育出版社，2006

[5] 史瑞芬．护士人文修养．北京：高等教育出版社，2008

[6] 关青．急危重症护理学．北京：人民卫生出版社，2009

[7] 何荣华．重症监护护理学．西安：第四军医大学出版社，2010

[8] 冷晓红．人际沟通．北京：人民卫生出版社，2010

[9] 李小妹．护理学导论．2 版．北京：人民卫生出版社，2009

[10] 李晓松．人际沟通．北京：人民卫生出版社，2008

[11] 高燕．护理礼仪与人际沟通．北京：高等教育出版社，2008

[12] 王琳．护理人际沟通．西安：第四军医大学出版社，2010

[13] 李秋萍．护患沟通技巧．北京：人民军医出版社，2010

[14] 王斌．人际沟通．北京：人民卫生出版社，2004

[15] 张书全．人际沟通．北京：人民卫生出版社，1999

[16] 钟海．人际沟通．北京：科学出版社，2007

[17] 史瑞芬．护理人际沟通．2 版．北京：人民军医出版社，2007

[18] 王斌．人际沟通．北京：人民卫生出版社，2008

[19] 刘宁．护理礼仪．北京：人民卫生出版社，2006

[20] 王冰．人际沟通．北京：人民卫生出版社，2010

[21] 史瑞芬．护理人际学．北京：人民军医出版社，2006

[22] 李锡元．管理沟通．武汉：武汉大学出版社，2006

[23] 林鸿．普通话语音与发声．杭州：浙江大学出版社，2007

[24] 宋欣桥．普通话语音训练教程．北京：商务印书馆，2004

[25] 梁立．护士人文修养．杭州：浙江大学出版社，2006

[26] 何秀玲，范元德．重视学生临床实习带教工作 提高学生实习质量．卫生职业教育，2009，27（15）：87

[27] 张元荣．临床护理教学中师生沟通存在的问题及对策．护理研究，2008，6（22）：253－254

致　谢

由第四军医大学出版社组织开发的"全国医药类高职高专护理专业'十二五'规划教材"第二轮编写及出版工作现已完成。本轮教材的成功建设，得到了全国50余所医药院校的大力支持和帮助，在此，谨向支持本次教材建设的院校表示诚挚的谢意。

致谢院校名单如下(排名不分先后)：

湖北医药学院护理学院、乐山职业技术学院、宝鸡职业技术学院医学分院、平凉医学高等专科学校、张掖医学高等专科学校、江西护理职业技术学院、重庆医药高等专科学校、重庆三峡医药高等专科学校、山西医科大学汾阳学院、商洛职业技术学院、盘锦职业技术学院、黔东南民族职业技术学院、辽宁卫生职业技术学院、青海卫生职业技术学院、随州职业技术学院、汉中职业技术学院、咸阳职业技术学院、宁夏医科大学高等卫生职业技术学院、长沙卫生职业学院、桂林医学院、昆明学院医学院、成都医学院护理学院、九江学院护理学院、长春东方职业学院、吉林医药学院、遵义医药高等专科学校、成都职业技术学院、雅安职业技术学院、黑龙江护理高等专科学校、忻州职业技术学院、佛山科学技术学院医学院、安徽医学高等专科学校、漯河医学高等专科学校、江西中医药高等专科学校、陕西能源职业技术学院、宜春职业技术学院、辽宁医学院护理学院、白城医学高等专科学校、海南医学院国际护理学院、安顺职业技术学院、商丘医学高等专科学校、枣庄科技职业学院、淮北卫生学校、贵州省人民医院护士学校。